Kliniktaschenbücher

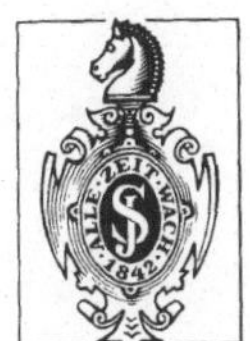

H. Mörl

Herzinfarkt

Ätiologie Diagnose Therapie

Mit einem Geleitwort von G. Schettler

Mit 27 Abbildungen, 1 Farbtafel
und 25 Tabellen

Springer-Verlag
Berlin Heidelberg New York 1981

Prof. Dr. Hubert Mörl

Klinikum der Ruprecht-Karls-Universität Heidelberg
Medizinische Klinik, Bergheimer Straße 58
6900 Heidelberg 1

ISBN-13:978-3-540-10536-7   e-ISBN-13:978-3-642-67942-1
DOI: 10.1007/978-3-642-67942-1

Cip-Kurztitelaufnahme der Deutschen Bibliothek
Mörl, Hubert
Herzinfarkt: Ätiologie, Diagnose, Therapie / H. Mörl.-Berlin; Heidelberg; New York:
Springer, 1981. –
(Kliniktaschenbücher)
ISBN-13:978-3-540-10536-7

Geleitwort

Die degenerativen Herz- und Gefäßkrankheiten sind nach wie vor die führenden Krankheits- und Todesursachen in der industrialisierten Welt. Trotz eines bemerkenswerten Rückgangs arteriosklerosebedingter Todesfälle in einigen Ländern ist der Todeszoll, den die Wohlstandsgesellschaft zu entrichten hat, noch ungewöhnlich hoch. Es gibt Legionen von Untersuchungen über die Ursachen und die Morphologie des Herzinfarkts. Wertet man die Literatur kritisch aus, so kann es keinen Zweifel daran geben, daß die von Franz Büchner bereits vor 40 Jahren entwickelte These über die Natur der Koronarinsuffizienz und des Herzinfarkts wissenschaftlich und empirisch am besten begründet ist. Es gibt keinen Herzinfarkt ohne Beteiligung des koronaren Gefäßsystems. Wilhelm Doerr hat sich um die Definition des Herzinfarkts verdient gemacht und ihn insbesondere gegen die primären Myokardzelläsionen abgegrenzt, die mit dem Infarkt nichts zu tun haben. Neben sorgfältigen morphologischen Untersuchungen sind es vor allem die klinischen Verläufe und die therapeutischen Erfolge, die gerade in der letzten Zeit die Richtigkeit der Büchnerschen Thesen bewiesen haben. Einer der Kernsätze zur Pathogenese des Herzinfarkts besteht darin, daß die letztendliche Todesursache des Infarkts ungewöhnlich häufig auf koronaren Thrombosen beruht. Aber auch in den Initialphasen des Myokardinfarkts spielen Thrombosen eine besondere Rolle. Krauland hat an forensischem Material akut und unerwartet zu Tode Gekommener nachgewiesen, daß Plättchenthromben eine entscheidende Rolle spielen. Daß Stenosen und Verschlüsse oft von entscheidender Wichtigkeit sind, geht daraus hervor, daß man mit den modernen Dilatations- und Fibrinolyseverfahren drohende Infarkte beseitigen und koronare, periphere und renale Durchblutungsstörungen aufheben kann.

Man kann also ex juvantibus auch die Natur der Herzinfarktenstehung erklären. Hubert Mörl hat sich schon während seiner Tätigkeit am Pathologisch-Anatomischen Institut in Leipzig mit Fragen der Arteriosklerose und ihrer Komplikationen beschäftigt. Besonderes Augenmerk richtete er hierbei auf den sog. stummen Myokardinfarkt. Wenn er es nun übernimmt, eine Darstellung des Herzinfarkts in klinischer Sicht zu geben, so spricht er damit in erster Linie die praktisch tätigen Ärzte an. Die bisher vorliegende Literatur hat er kritisch ausgewertet und in ihrer diagnostischen und therapeutischen Relevanz dargestellt. Bewährtes hat er dabei von Spekulativem klar geschieden, er hat damit auch Stellung genommen zu den vielen fragwürdigen und unbewiesenen Empfehlungen zur Prophylaxe und Therapie des Herzinfarkts, wie sie immer wieder, auch in der Laienpresse, gegeben werden. Wenn es ein Wundermittel, eine Wunderdroge gegen den Infarkt gäbe, so würde die Zahl der Infarkterkrankungen und der Infarkttodesfälle bei uns rapide abnehmen. Das Gegenteil ist der Fall. Daß es in einigen Ländern zu einem deutlichen Rückgang der Herzinfarkte und der Hirnschläge gekommen ist, beweist die Richtigkeit des strategischen Konzepts, z. B. des Nationalen Gesundheitsinstituts in den USA, welches von einer Verminderung bekannter und erfaßter Risiken ausgeht. Daß es sich hierbei um multiple Risiken handelt, wird von Mörl immer wieder betont. Durch die Korrektur solcher Risikokonstellationen lassen sich im einzelnen wie auch in Bevölkerungsgruppen, sowie ganzen Nationen gute Erfolge erzielen. So gibt das Buch auch in dieser Hinsicht wertvolle Empfehlungen. Nicht nur die praktisch tätigen Ärzte werden zu diesem Buch greifen, sondern es kann auch den Studenten und den vorinformierten Laien empfohlen werden. Ich bin sicher, daß es seinen Weg machen wird.

Heidelberg, August 1981   G. Schettler

VI

Vorwort

Wenngleich die Abhandlung über den sog. „stummen" Myokardinfarkt, die 1975 in dieser Serie der Kliniktaschenbücher erschienen ist, relativ guten Anklang gefunden zu haben scheint, war es jetzt das Anliegen des Springer-Verlags, nicht nur dieses Teilgebiet der koronaren Herzkrankheit dem praktisch und klinisch tätigen Arzt näher zu bringen, sondern ihm eine in gebotener Kürze zusammenfassende Übersicht über das gesamte Gebiet zu vermitteln. Jenem Anliegen bin ich nach einigem Zögern nachgekommen, da diese Thematik nicht nur ein besonders beliebter Tummelplatz für Doktoranden ist, sondern sehr viele aktuelle wissenschaftliche Arbeiten und schon mehr als genug übersichtliche Darstellungen vorliegen. Zur Komplettierung dieser Kliniktaschenbuchreihe fehlte jedoch noch eine derartige Betrachtung und deshalb habe ich mich dieser sicherlich nicht leichten Aufgabe unterzogen, wobei ich mich nicht nur auf die praktisch wichtigen Erkenntnisse und Handlungsweisen beschränken, sondern gerade für diese einige kurze Erklärungen für das bessere Verständnis einbauen mußte. Dabei bestanden die Schwierigkeiten unter anderem gerade darin, einige wesentliche Änderungen der letzten Zeit aufzunehmen, die gerade bei dem praktisch tätigen Arzt auf Unverständnis stoßen wie z. B., daß die Digitalisbehandlung nicht bei jedem Infarkt automatisch vorgenommen wird, daß Nitrate, die jahrzehntelang bei einer Linksherzinsuffizienz als streng kontraindiziert galten, jetzt sogar zwingend indiziert sind, daß Betarezeptorenblocker sich selbst in der Behandlung des akuten Infarkts immer mehr durchzusetzen vermögen und vieles andere mehr. Die aber im Gegensatz zu manchen anderen Ländern bei uns immer noch zunehmende Tendenz der koronaren Herzkrankheit zwingt uns zu einer breiten und frühzeitigeren neuen Strategie gegenüber deren

Hauptursache, der Arteriosklerose. Die Heidelberger Klinik bietet sowohl vom Krankengut als von den Forschungsrichtungen, insbesondere durch das angeschlossene Herzinfarkt-Institut, eine besondere Voraussetzung für die Beschäftigung mit dieser wichtigen Krankheitsgruppe. Für Einsicht und Kenntnisnahme der Arbeiten in den einschlägigen Abteilungen danke ich den entsprechenden Kollegen, insbesondere aber meinem verehrten Chef und Lehrer, Herrn Prof. Dr. Dr. h. c. mult. G. Schettler, der darüber hinaus mir auch noch seine reichhaltigen internationalen Erfahrungen und Kenntnisse uneingeschränkt zur Verfügung stellte.

Heidelberg, August 1981   Hubert Mörl

Inhalt

1 Vorbemerkungen

Die Arteriosklerose ist mit etwa 50% die mit Abstand führende Todesursache in den industrialisierten Ländern. Welche ungeheure Bedeutung die Arteriosklerose mit ihren Folgekrankheiten in einer Gesellschaft hat, zeigen Berechnungen in den USA, wonach 1975 16 Milliarden US-Dollar, das sind 15% aller direkten Kosten für Krankheiten in den USA überhaupt, durch arteriosklerotische Erkrankungen der Herzkranzgefäße bedingt waren. 7,8 Milliarden US-Dollar wurden für Krankenhauskosten, 8,2 Milliarden für andere medizinische Kosten, 2,7 Milliarden für ärztliche Leistungen, 1,8 Milliarden für Medikamente und 3,7 Milliarden für Heimpflege aufgewandt. Die Nachfolgekosten durch Einkommensverluste und durch weitere Dienstleistungen im Gefolge der Krankheit wurden mit 8,7 Milliarden angegeben. Weitere Folgekosten, die mit der Versorgung des Kranken und seiner Familie zusammenhängen, wurden mit 25,7 Milliarden berechnet. Insgesamt betrugen die jährlichen Aufwendungen infolge Krankheiten des Herz-Blutgefäß-Systems 50,4 Milliarden US-Dollar. Demgegenüber betrugen die Kosten für Krebs im Jahre 1975 etwa 22 Milliarden, für Krankheiten des Atemsystems etwa 20 Milliarden US-Dollar. Die entsprechenden Zahlen für die Bundesrepublik sind nicht bekannt, sie dürften aber nach unserer Gesellschaftsstruktur und der gegenwärtigen Krankheitsstatistik ca. 30% der für die USA berechneten betragen. Das sind ca. 30 Milliarden DM für diese drei Krankheitsgruppen. Nach vorsichtigen Schätzungen wäre das ca. ein Sechstel des gesamten Bruttosozialprodukts pro anno.

1977 wurde in den USA von der American Heart Association geschätzt, daß etwa 26,7 Milliarden Dollar für alle kardiovaskulären Krankheiten ausgegeben wurden, was umgerechnet auf die Bevölkerung der BRD etwa 20 Milliarden entsprechen würde. Die direkten Kosten für die Erkrankungen des Kreislaufsystems in den USA belaufen sich schätzungsweise sogar auf 40 Milliarden Dollar pro Jahr. Die Ätiologie der Arteriosklerose ist außerordentlich vielfältig. Abgesehen von bestimmten dominant genetischen Krankheitsbildern spielen heriditäre Faktoren eine wahrscheinlich untergeordnete Rolle, äußere stehen im Vordergrund. Von den in unterschiedlicher Wertigkeit für alle Gefäßprovinzen geltenden Risikofaktoren sind solche der ersten Ordnung:

- der Hypertonus,
- die Hyperlipoproteinämie,
- der Nikotinabusus;
  sodann der 2. Ordnung:
- der Diabetes mellitus,
- der Bewegungsmangel,
- die Adipositas,
- die Hyperurikämie bzw. Gicht,
- der psychosoziale Streß.

Je mehr Risikofaktoren zusammenkommen, um so frühzeitiger und schwerer treten arteriosklerotische Komplikationen auf. Das Risiko wächst nicht linear mit der Zahl der Faktoren, sondern kumulativ. Die klinische Manifestation steht am Ende eines meist langjährigen Entwicklungsprozesses, wobei das Endstadium der schweren anatomischen Läsionen der Gefäßwand zumeist erst das Anfangsstadium des klinischen Krankheitsbilds darstellt.
Die Arteriosklerose zeigt eine außerordentliche Variationsbreite in Lokalisation, Ausdehnung und Schweregrad. Der pathologisch-anatomische Befund korreliert keineswegs zwangsläufig mit den klinischen Erscheinungen. Krankheitswert im klinischen Sinn bekommt die Arteriosklerose erst mit dem Auftreten von Folgeerscheinungen, den Durchblutungsstörungen an den abhängigen Organen. Die Arteriosklerose ist als eine Systemerkrankung aufzufassen, die Tendenz zur Polyphänie der Arteriosklerose steht in Abhängigkeit vom Lebensalter. Bestimmte Prädilektionsstellen, wie insbesondere die Koronararterien, sind im jugendlichen Alter feststellbar. Die größte Bedeutung kommt demnach der Arteriosklerose der Herzkranzgefäße, der koronaren Herzkrankheit, zu.

2 Definitionen und Erläuterungen

2.1 Koronare Herzkrankheit

Das Wort „Infarkt" kommt aus dem lateinischen (infarctus) und wird von dem Tätigkeitswort „infarcire" = hineinstopfen abgeleitet. Der Infarkt ist jedoch nicht als *Koronarinfarkt* zu verstehen, bedeutet demnach nicht das „Verstopfte", sondern ist der Folgezustand der Verstopfung einer oder mehrerer Koronararterien, der umschriebene Herzmuskeluntergang, die Zellnekrose. Da es sich zunächst ausschließlich um ein Absterben der Herzmuskelfasern handelt, spricht man streng fachlich vom *Myokardinfarkt,* auch wenn eine anschließende Mitbeteiligung des Perikards in Form einer sog. Pericarditis epistenocardica nachweisbar ist.

Der leichter verständliche, volkstümlichere Ausdruck des *Herzinfarkts* ist medizinisch gesehen kein exakter Begriff, hat sich jedoch inzwischen so eingebürgert, daß jeder versteht, was damit gemeint ist, weshalb seine Daseinsberechtigung nicht in Frage gestellt werden sollte.

Nahezu immer liegt dem Infarkt eine *Koronarsklerose* als Ursache zugrunde, die über eine *Koronarstenose* oder gar *Koronarobliteration,* oft kompliziert durch eine *Koronarthrombose,* die Durchblutungsstörungen am Herzmuskel bedingt. Die Koronarsklerose war bis vor kurzem der rein pathologisch-anatomischen Erkennung vorbehalten und konnte vom Kliniker entweder überhaupt nicht oder nur durch indirekte Äußerungen erfaßt werden. Da aber auch bei echten Anzeichen einer *Koronarinsuffizienz* diese durch andere kausalgenetische Faktoren hervorgerufen werden kann, muß der Kliniker mit der Diagnose Koronarsklerose äußerst zurückhaltend umgehen, es sei denn es berechtigt ihn eine durchgeführte Koronarangiographie dazu, denn es kann eine Koronarinsuffizienz auch aufgrund einer örtlich begrenzten Anoxie bei extremen Blutdruckabfall, bei Anämie oder Methämoglobinbildung oder bei einem erhöhten Sauerstoffbedarf der Herzmuskulatur bei Hyperthyreose oder insgesamt bei gesteigerter Herzarbeit zustande kommen.

Die *Koronarinsuffizienz*, die sich je nach dem Modus des Auftretens in eine „relative" und in eine „absolute" einteilen läßt, bedeutet die Folge eines Mißverhältnisses zwischen Bedarf und Angebot an Blut bzw. Sauerstoff. Es handelt sich hierbei um einen pathophysiologischen Begriff, der mit den üblichen klinischen Untersuchungsmethoden kaum zu verifizieren ist.

Nach Doerr (1972) ist die Koronarinsuffizienz der Oberbegriff, die Folgen am Herzmuskel (der transmurale Infarkt, der „einfache", d. h. kleinere Infarkt, Innenschichtschäden und miliare Fasernekrosen) sind nachgeordnete, in der Pathogenese einheitliche, aber nach der Morphologie verschiedene Phänomene.

Die in erster Linie durch die Koronarsklerose hervorgerufene Durchblutungsstörung kann über die Formen der Koronarinsuffizienz zu verschiedenen Stadien der Durchblutungsnot des Herzmuskels führen. Die drei Stufen sind *Ischämie, Läsion* und *Nekrose.* Während die beiden ersten Grade einen reversiblen Zustand bedeuten, ist der der Nekrose irreversibel.

Klinisch äußert sich dieses Mißverhältnis zwischen Blutbedarf und -angebot als sog. *Angina pectoris,* was wörtlich übersetzt „Brustenge" bedeutet. Betont werden muß ausdrücklich, daß es sich hier lediglich um ein klinisches Symptom handelt. Das Synonym ist die *Stenokardie.*

Man unterscheidet eine *Angina pectoris vera* mit typischer Symptomatik von einer *Pseudoangina pectoris,* die nicht auf organischer Ursache beruht, sondern Ausdruck funktioneller Beschwerden ist. In diesen Formenkreis gehören folgende Synonyma hinein: Da-Costa-Syndrom, irritable heart, Effortsyndrom, Soldier's Heart, neurozirkulatorische Dystonie, hyperkinetisches Herzsyndrom, vasoregulatorische Asthenie, Herzneurose, Kardiophobie, Dyskardie.

Die *Angina pectoris gravis* ist eine besonders schwere, länger andauernde und in kürzeren Intervallen auftretende Form der echten Angina pectoris, die bei Zunahme der Frequenz und Intensität der Anfälle auch als sog. *„drohender Infarkt"* oder *„Präinfarktsyndrom"* bezeichnet wird. Ein schwerer, lang anhaltender Angina-pectoris-Anfall wird auch *Status anginosus* genannt.

Der Begriff der „unstabilen Angina pectoris" hat sich seit 10 Jahren in der Klinik als Bezeichnung eines echten „Zwischenstadiums" zwischen stabiler Angina pectoris, Herzinfarkt und plötzlichem Herztod zu Recht etabliert, ein Zustand gehäufter, neu aufgetretener schwerer Anfälle von pektanginösen Schmerzen, welche schon bei geringster Belastung oder sogar in Ruhe auftreten. Wesentliches zusätzliches Merkmal der unstabilen Angina pectoris sind gleichzeitig mit den Schmerzen auftretende ST-Streckenveränderungen und zwar sowohl in Form von ST-Hebungen, bzw. dem Äquivalent einer transmuralen Ischämie wie auch von ST-Senkungen bzw. dem Äquivalent einer Innenschichtischämie. Hier liegen zumeist, etwa zu 90%, eine hochgradige Koronarstenose und in etwa 5–10% Koronarspasmen zugrunde.

Sonderformen der echten Angina pectoris sind eine im Liegen auftretende sog. *Angina pectoris decubitus* und die meist ohne erkennbare Auslösung in Erscheinung tretende Prinzmetal-Variante, die mit einer ST-Hebung wie bei einem frischen Infarkt einhergeht.

Der sog. *plötzliche Herztod* basiert zumeist – aber bei weitem nicht immer – auf einer Koronarsklerose, ohne daß Prodromalerscheinungen nachweisbar sind und ohne daß sich Folgeerscheinungen am Herzmuskel zu manifestieren brauchen, weil der Tod sehr schnell eingetreten ist.

Eine Sonderform ist der sog. *Sekundenherztod* im Sinne von Hering (1917) mit den Merkmalen der Plötzlichkeit der den Tod einleitenden Symptome, des Überdauerns der Atmung und der nach Sekunden zählenden Sterbedauer.

Die *ischämische* Herzkrankheit, heute allgemein *koronare Herzkrankheit* genannt, stellt den übergeordneten Begriff über all die soeben näher erläuterten Phänomene und Verlaufsstufen dar. Die mehr akuten Ereignisse im Sinne des Infarkts werden auch als *akute koronare Herzkrankheit* bezeichnet.

Der Terminus „koronare Herzkrankheit" ist demnach ein klinischer Begriff. Pathologisch-anatomisches Äquivalent ist mit Einschränkungen eine irreversible ischämische Myokardnekrose und deren letztendlicher Folgezustand, der Infarkt.

2.2 Unterschiedliche Formen des Myokardinfarkts

Bezüglich der schwersten Form der koronaren Herzkrankheit, des Myokardinfarkts, erscheint uns eine weitere Erläuterung gerade für den praktisch tätigen Arzt angebracht.

Für eine einheitliche Registrierung von Patienten mit akuter koronarer Herzkrankheit wurde durch die WHO (WHO-Chronicle 23/345, 1969) folgende provisorische Klassifizierung vorgenommen:

1. Tatsächlicher akuter Myokardinfarkt:
   a) eindeutiger EKG-Nachweis eines frischen Infarkts (Entwicklung einer abnormen Q-Welle mit oder ohne zusätzliches Verletzungspotential) mit oder ohne typische Anamnese;
   b) zweifelhafte EKG-Veränderungen mit abnorm hohen Fermentwerten und mit oder ohne typische Vorgeschichte;
   c) normales EKG mit abnorm hohen Fermentspiegeln und einer typischen Anamnese;
   d) pathologisch-anatomischer Nachweis eines frischen Infarkts.
2. Möglicher akuter Myokardinfarkt:
   Fälle mit einer typischen Anamnese und zweifelhaften oder fehlenden EKG-Veränderungen sowie zweifelhafter oder fehlender Erhöhung der Fermentwerte.
3. Kein akuter Myokardinfarkt:
   a) atypische Vorgeschichte mit nichtsignifikanten EKG-Veränderungen oder nichtsignifikanten Fermentwerten;
   b) andere Diagnose.
4. Ungenügende Angaben:
   Fälle mit ungenügendem Nachweis für die Kategorien 1–3.

Diesen Auführungen ist zu entnehmen, daß nicht immer die klassische klinische Symptomatik vorliegt. Das bedeutet, daß wir uns von der ausschließlich schmerzgesteuerten Medizin nicht mehr leiten lassen dürfen. So hat schon Schimert (1953) aufgrund einer größeren zusammenfassenden klinischen Arbeit folgende Gruppen eines atypisch verlaufenden Myokardinfarktes aufgestellt:

a) *symptomloser* Myokardinfarkt, klinisch nur zufällig durch elektrokardiographische Routineuntersuchung oder pathologisch-anatomisch auf dem Sektionstisch diagnostiziert;
b) *schmerzloser* Myokardinfarkt, der jedoch durch andere, bei genauer Anamnese erkennbare Symptome gekennzeichnet ist;

c) Myokardinfarkt mit einer *atypischen* Schmerzlokalisation oder Schmerzmodalität;

d) *larvierter* Myokardinfarkt, dessen Symptome durch andere schwere Krankheitsbilder überdeckt sind.

Es handelt sich dabei um eine Einteilung nach vordergründigen klinischen Krankheitsverläufen. Die Definition ist damit rein klinisch und streng abzutrennen von dem elektrokardiographisch stummen und vom fermentativ stummen Myokardinfarkt.

Zur besseren Verdeutlichung hat Friedberg (1959) das klinische Bild des akuten Myokardinfarkts nach den folgenden eindeutigen Kennzeichen eingeteilt:

1. Fälle mit dem Leitsymptom Schmerz,
2. Fälle mit vorherrschendem Schock,
3. Fälle mit ausgeprägtem Lungenödem oder anderen Zeichen einer akuten Linksherzinsuffizienz,
4. Fälle einer sich langsamer entwickelnden oder verstärkenden Stauungsinsuffizienz,
5. Fälle, bei denen Komplikationen vorherrschen.

Natürlich ist hier eine derartig klare Abgrenzung nicht immer möglich, sondern es treten auch Mischbilder auf.

Schon 1957 lenkte Plotz die Aufmerksamkeit darauf, daß in vielen Fällen ein Infarkt deshalb als schmerzlos erscheint, weil:

1. die Kranken infolge der Schwere ihres Zustands nicht in der Lage sind, die Fragen klar zu beantworten;
2. der Schmerz durch die viel dramatischeren Beschwerden einer akuten Herzinsuffizienz, im besonderen durch ein Lungenödem, so überschattet ist, daß er vom Patienten gar nicht registriert wird;
3. die Lokalisation oder Ausstrahlung des Schmerzes so atypisch sein kann, daß der Kranke diesen gar nicht angibt, weil er den Schmerz nicht als zum Krankheitsbild gehörig ansieht;
4. der Kranke seine Mißempfindung im Thoraxgebiet nicht als Schmerz deutet.

Aufgrund zahlreicher Myokardinfarkte auf dem Sektionstisch, die sich durch die subjektive Empfindung und die üblichen klinischen Untersuchungsverfahren nicht angezeigt hatten, sind wir 1962–1964 dieser Fragestellung nachgegangen und haben dann den Begriff des sog. „stummen" Myokardinfarkts geprägt.

Häufige objektive Hinweise auf einen „stummen" Infarkt

1. Temperaturen unklarer Genese
2. Leukozytose
3. Plötzlicher Abfall des Blutdrucks oder fortlaufende Erniedrigung, vor allem bei vorbestehender Hypertension, sowie starke Abnahme der Blutdruckamplitude
4. Tachykardien oder plötzlich einsetzende Rhythmusstörungen
5. Manifeste Zeichen einer kardialen Insuffizienz, wobei besonders auf eine Stauungsbronchitis und Stauungsleber zu achten ist
6. Erhöhung der Werte von Blutsenkung, Blutzucker, Harnstoff-Stickstoff, Transaminasen, Isoenzymen, Veränderung der Serumeiweißkörper, des Serumkreatinins, Glykosurie u. a.
7. Plötzlich eintretende Herzvergrößerung
8. Perikarditisches Reiben ohne ersichtlichen Grund
9. Verbreiterter und hebender Herzspitzenstoß
10. Plötzliche Blässe oder Zyanose
11. Kollabierte Venen

Als „stumm" haben wir alle Infarkte bezeichnet, die „klinisch" unerkannt geblieben, sowohl ohne subjektive und objektive Symptome als auch ohne Äquivalente waren, gleichgültig ob eine präzisere Anamnese oder eine subtilere Untersuchung zu einem positiven Resultat hätte führen können. Es handelt sich also um Infarkte, die für den Patienten wenig eindrucksvoll waren, vom untersuchenden Arzt übersehen – falls ein solcher überhaupt aufgesucht wurde – und entweder zufällig bei einer routinemäßigen EKG-Schreibung oder postmortal festgestellt wurden (s. Tabelle 1 und Abb. 2, S. 13).
Bei mehrfachen pathologisch-anatomischen wie klinischen Untersuchungen zu dieser Fragestellung konnte ein Prozentsatz von über 20 als eindeutig stumm verlaufend herausgearbeitet werden.
Nach Schweizer (1968) entzieht sich der Myokardinfarkt der Diagnose in vivo im wesentlichen aus fünf Gründen:

1. Der plötzliche Tod kann die allererste Manifestation eines Myokardinfarkts sein. Bei diesen Patienten steht keine Zeit für die Diagnose zur Verfügung.

Tabelle 1. Anteile der stummen Infarkte bei arterieller Verschlußkrankheit

	Verschlußkranke (arteriell)	Kontrollpersonen
	831	210
Sichere Infarkte (im EKG)	193 (23%)	14 (6,7%)
Klinische Hinweiszeichen	116 (60%)	9 (64%)
Stumm	77 (40%)	5 (36%)

2. Der Myokardinfarkt kann eintreten, ohne Beschwerden zu verursachen, also ohne Schmerz oder Schmerzäquivalent. Der asymptomatische Myokardinfarkt ist „stumm" für den Patienten. Sieht sich der Patient nicht aus anderen Gründen veranlaßt, einen Arzt aufzusuchen, so wird der Infarkt unerkannt bleiben, auch wenn typische Veränderungen des Elektrokardiogramms vorhanden sind.

3. Der Myokardinfarkt kann lediglich von geringgradigen Beschwerden begleitet sein, derartige Beschwerden sind für einen angstfreien oder vielbeschäftigten oder unsensiblen Menschen u. U. gar kein Grund, einen Arzt aufzusuchen. Der Myokardinfarkt ist in diesen Fällen nicht eigentlich „stumm". Er redet jedoch so leise, daß die Aufmerksamkeit des Patienten nicht geweckt wird. Mitunter wollen manche Patienten es auch nicht wahrhaben.

4. Der Myokardinfarkt kann ferner nicht bloß beschwerdefrei verlaufen. Er kann ohne eine einzige diagnostisch beweisende Veränderung, weder vom typischen Q im EKG noch vom typischen Verhalten der Myokardenzyme im Blut begleitet sein. Diese Myokardinfarkte sind auch „stumm" für den Arzt. Sie bleiben unerkannt, auch wenn Arzt und Patient rechtzeitig zusammentreffen und wenn das „Hörvermögen" des Arztes intakt ist.

5. Schließlich können Myokardinfarkte selbst dann unerkannt bleiben, wenn die typischen Beschwerden und die typischen objektiven Befunde vorhanden sind und Arzt und Patient rechtzeitig zusammentreffen. Dies geschieht, wenn der Arzt die vorhandenen typischen Beschwerden und Befunde gar nicht feststellt oder wenn er sie zwar nachweist, aber unrichtig interpretiert.

Zusammenfassend läßt sich feststellen:
1. In der topographischen Lokalisation sind keine Unterschiede feststellbar. Die von Morawitz und Hochrein (1928) angenommenen, ja postulierten „stummen Zonen" im Herzmuskel zur Erklärung für unbemerkt verlaufende Myokardinfarkte konnten nicht bestätigt werden.
2. Bei der Geschlechtsverteilung ist eine höhere Beteiligung der Frauen augenfällig.
3. Die sog. „stummen" Myokardinfarkte sind im höheren Lebensalter, bei Arteriosklerotikern und Diabetikern häufiger.

2.3 Arteriosklerose

Der ursprünglich von Lobstein 1833 geprägte Begriff „Arteriosklerose" ist ein Sammelname für alle chronischen, arteriellen Umbauvorgänge, die einhergehen mit
– Wandverhärtung,
– Elastizitätsverlust und
– Lumeneinengung.
Dieser Begriff wird auch heute noch als übergeordnete Bezeichnung für die degenerative Arterienwandveränderung im allgemeinen benutzt.
Die Atherosklerose dagegen ist gekennzeichnet durch
– die initiale Lipidablagerung, das Atherom im Sinne von Marchand oder die Gangart III der Arteriosklerose nach Doerr und
– die nachfolgende Proliferation glatter Muskelzellen mit der Bildung von fibroplastischem Bindegewebe und nachfolgender Sklerose.
In diesem Sinne unterschied man früher nach Bürger (1960) die Physiosklerose mit dem gewissermaßen altersabhängigen Wandumbau von der Pathosklerose, einer Folge krankhaft gesteigerter und verfrühter Umbauvorgänge.
Letztlich sind jedoch die Grenzen zwischen der verminderten Anpassungsfähigkeit des Arteriensystems und den krankheitsbedingten organischen Störungen verwischt. Im heutigen Sprachgebrauch wird die Atherosklerose der Arteriosklerose meist gleichgesetzt, obwohl letztere als besserer und übergeordneter Begriff verwendet werden

sollte. Von den verschiedenen Formen der Arteriosklerose kommt die Atherosklerose bei weitem am häufigsten vor. Die Definition der WHO stellt unabhängig von den verschiedenen Hypothesen zur Pathogenese eine brauchbare Arbeitsgrundlage dar:

„Die Atherosklerose ist eine variable Kombination von Intimaveränderungen der Arterien – im Unterschied zu den Arteriolen – bestehend aus einer herdförmigen Anhäufung von Lipiden, komplexen Kohlenhydraten, Blut- und Blutbestandteilen, fibrösem Gewebe und Kalziumablagerung, begleitet von Veränderungen in der Media".

3 Epidemiologie

Die Beschäftigung mit der Arteriosklerose ist zu einem Hauptanliegen der Medizin in allen Industriestaaten geworden, da die Häufigkeit der Herz-Kreislauf-Erkrankungen in diesen Ländern epidemieartig angestiegen ist (Abb. 1). Seit 1972 lag in der Bundesrepublik die Sterblichkeit am Herzinfarkt bei den über 45jährigen Männern über der Krebssterblichkeit.

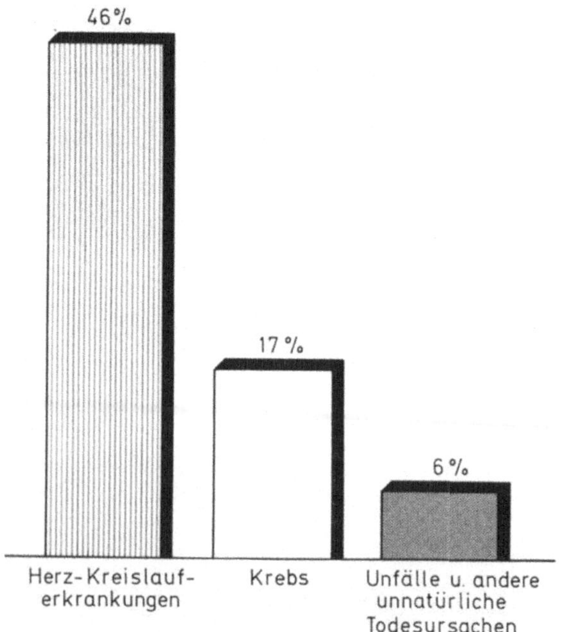

Abb. 1. Haupttodesursachen bei Männern und Frauen in 25 hochtechnisierten Ländern

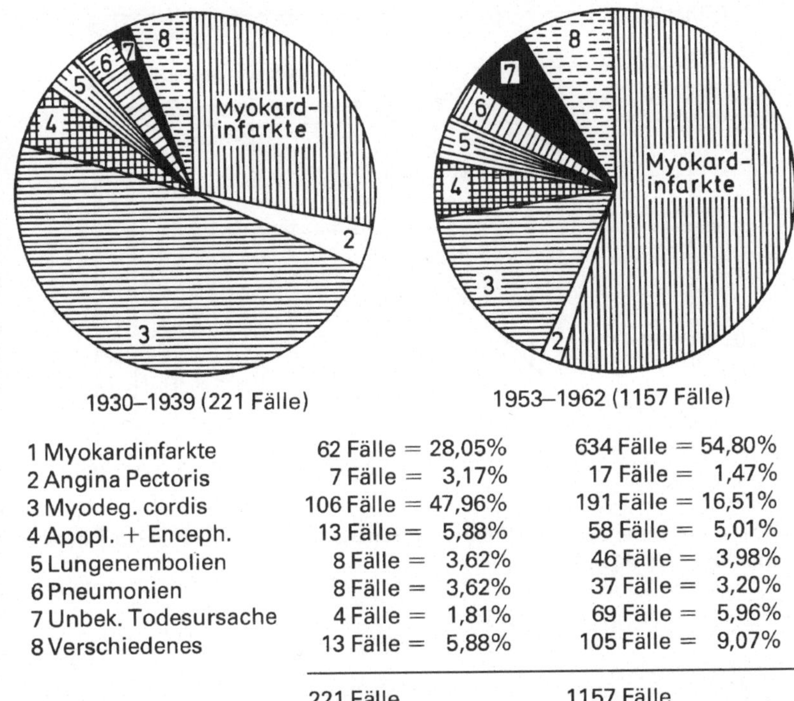

1 Myokardinfarkte	62 Fälle = 28,05%	634 Fälle = 54,80%
2 Angina Pectoris	7 Fälle = 3,17%	17 Fälle = 1,47%
3 Myodeg. cordis	106 Fälle = 47,96%	191 Fälle = 16,51%
4 Apopl. + Enceph.	13 Fälle = 5,88%	58 Fälle = 5,01%
5 Lungenembolien	8 Fälle = 3,62%	46 Fälle = 3,98%
6 Pneumonien	8 Fälle = 3,62%	37 Fälle = 3,20%
7 Unbek. Todesursache	4 Fälle = 1,81%	69 Fälle = 5,96%
8 Verschiedenes	13 Fälle = 5,88%	105 Fälle = 9,07%
	221 Fälle	1157 Fälle

Abb. 2. Aufteilung der klinischen Diagnosen von 221 Infarkten der Jahre 1930–1939 und von 1157 pathologisch-anatomisch gesicherten Infarkten der Jahre 1953–1962. (Aus Mörl 1975)

Die Häufigkeit der koronaren Herzkrankheit hat sich in den letzten 10 Jahren verdoppelt, und die Infarktsterblichkeit in der Bundesrepublik Deutschland hat in einem Zeitraum von 20 Jahren etwa um das Fünffache zugenommen (Abb. 3). Dieser Anstieg ist beängstigend. Im gleichen Ausmaß wie die koronare Herzkrankheit haben die Erkrankungen der Gliedmaßenarterien und der Gehirnarterien mit ihren Komplikationen zugenommen. In der Bundesrepublik rechnet man jährlich mit über 300 000 neu auftretenden, tödlich verlaufenden Herz-Kreislauf-Erkrankungen. Von diesen Kranken erleiden etwa 140 000 einen Herzinfarkt und über 104 000 einen apoplektischen Insult. Bemerkenswert ist der starke Anstieg an Herz-Kreislauf-Erkrankungen bei Frauen gegenüber den Männern und die

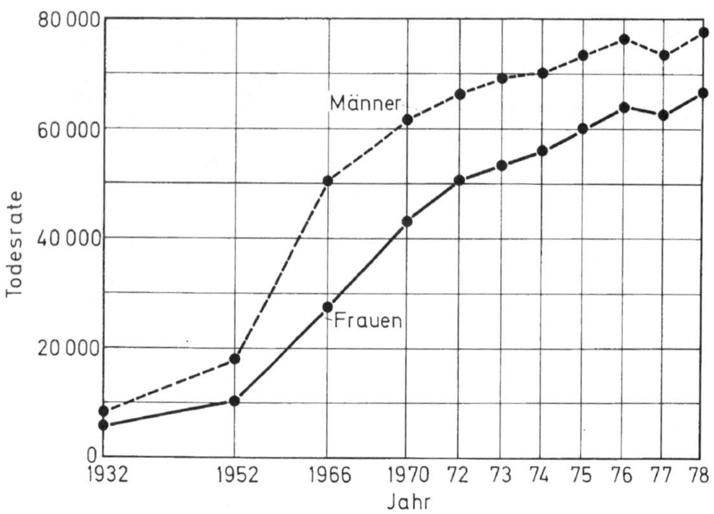

Abb. 3. Zunahme der Todesfälle an koronarer Herzkrankheit in der Bundesrepublik Deutschland

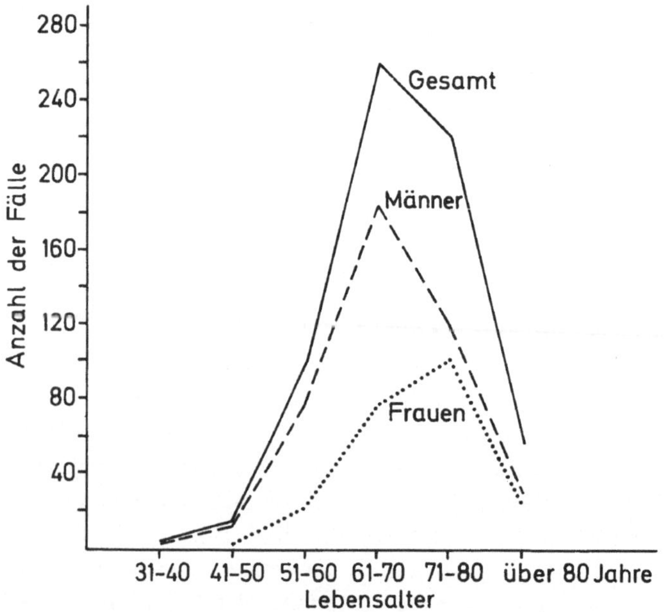

14

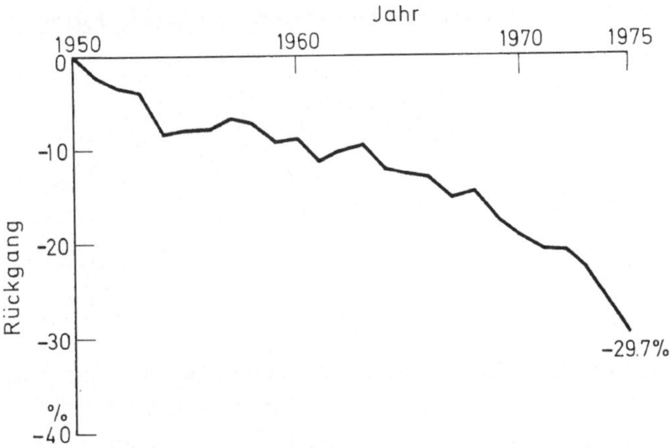

Abb. 5. Prozentualer Rückgang der Herz-Kreislauf-Todesfälle in den USA seit 1950

sog. Antizipation in die jüngeren Jahrgänge (Abb. 4). In allen Industriestaaten scheint die Zunahme an Herz-Kreislauf-Erkrankungen mit dem zivilisatorischen Fortschritt konform zu gehen. Wir haben es hier mit einer gefährlichen Zivilisationskrankheit, mit einer Art von Seuche zu tun. In den USA, Kanada, Australien ist hingegen in den letzten 10 Jahren eine Abnahme der tödlichen Herzinfarkte um 13,5% und der tödlichen Hirninfarkte um 17,5% erreicht worden (Abb. 5). Für die Bundesrepublik ist ein geringer Rückgang der tödlichen Hirnschläge, nicht aber der Herzinfarkte, die weiter zunehmen, zu verzeichnen. Die Zunahme der tödlichen Herzinfarkte erfolgt aber auch bei uns langsamer als in den 60er und Anfang der 70er Jahre.

◀**Abb. 4.** Altersverteilung (gesamt und nach Geschlechtern getrennt) von 1603 pathologisch-anatomisch gesicherten Fällen von Myokardinfarkt in den Jahren 1962–1966. (Nach Mörl u. Haupt 1972; aus Mörl 1975)

4 Pathologisch-anatomische Veränderungen

Unter dem Oberbegriff der koronaren Herzkrankheit wird eine Vielfalt von klinischen Krankheitsbildern zusammengefaßt, welche letztendlich sowohl morphologisch als auch funktionell Folge einer regionalen Minderdurchblutung des Herzmuskels sind. Ursache dieser lokalen Myokardischämie ist bei über 95% der Patienten eine die Lichtung einer oder mehrerer Kranzarterien kritisch einengende Arteriosklerose; entzündliche Erkrankungen der Koronarien etwa im Rahmen einer Thrombendangiitis obliterans oder Kollagenkrankheit, eine Koronararterienembolie sowie angeborene Fehlbildungen, traumatische Schädigungen oder Koronarspasmen sind dagegen ausgesprochen seltene Ursachen. In letzter Zeit wird den Koronarspasmen wieder eine verstärkte Bedeutung beigemessen, da mitunter koronarangiographisch bei vorliegender Angina-pectoris-Symptomatik keine morphologischen Veränderungen gefunden wurden (Syndrom X). Aber auch der Inhalt des Gefäßes spielt eine Rolle für eine Stoffwechselstörung im Bereich der Herzmuskulatur mit letztendlichem Untergang derselben, beispielsweise eine schwere Anämie, Polyzytämie oder Polyglobulie.

Die Herz-Kreislauf-Krankheiten stellen als klinische Folgeerscheinungen der atherosklerotischen Gefäßveränderungen keine Krankheitseinheit dar, sondern sind fast ausschließlich als das Endstadium einer sich lebenslang entwickelnden und zunächst völlig stumm verlaufenden Krankheit anzusehen (Abb. 6). Die Arteriosklerose beginnt bereits in der Kindheit und besteht in einem allmählichen Umbau der inneren Wandschicht der Arterien: Blutfette und andere Blutbestandteile werden herdförmig in die Wand abgelagert; es kommt zu Wandbeschädigungen, aber auch zur Abheilung dieser Schäden. Diese Vorgänge führen dazu, daß die Aorta zwischen dem

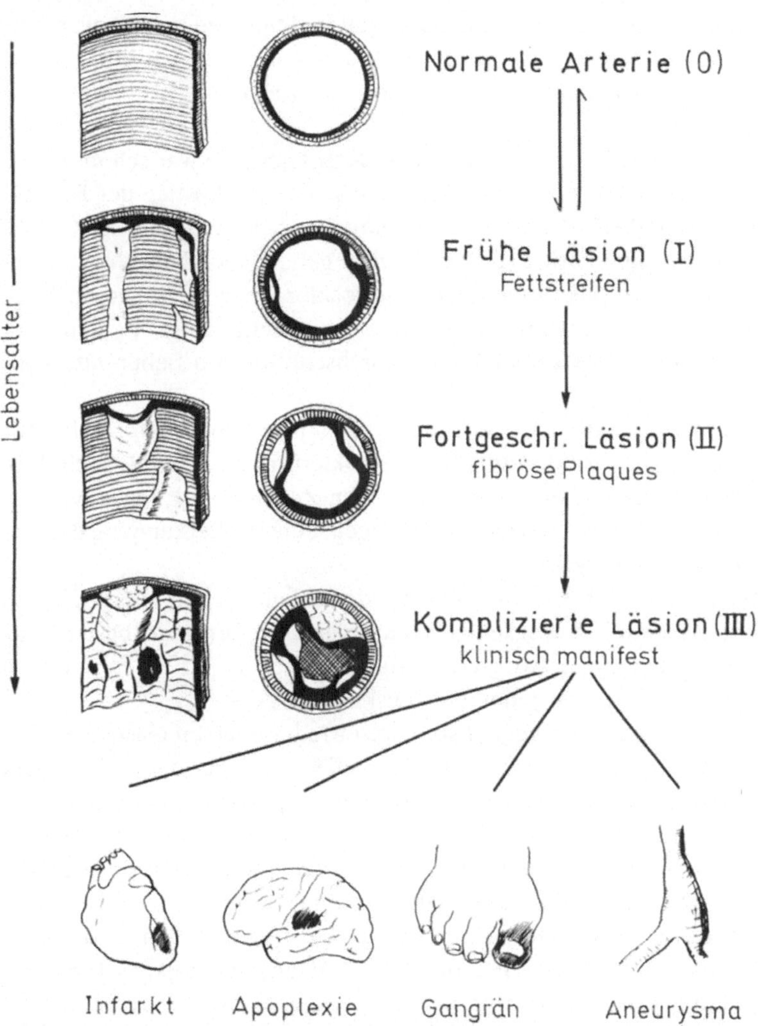

Abb. 6. Graphische Darstellung der Atherosklerosestadien (WHO). (Aus Mörl 1979)

20. und 60. Lebensjahr ihr Gewicht etwa verdoppelt. Dieser kontinuierliche Prozeß verläuft schleichend, bis eine Komplikation des fortgeschrittenen Wandumbaus Symptome auslöst. Erst diese machen in der Regel eine ärztliche Behandlung notwendig. Das Di-

lemma für den Arzt besteht darin, daß er tätig werden muß, wenn die Arteriosklerose ihr kompliziertes Stadium erreicht hat und zumeist schon eine Katastrophe, so in Form eines Herzinfarkts, eingetreten ist.

Die Arteriosklerose ist keine neue Krankheit, sie war schon im Altertum bekannt, aber der neuerliche gewaltige Anstieg der Erkrankungshäufigkeit ist auf eine Zunahme des Schweregrads der Gefäßveränderungen zurückzuführen. Dazu gehört auch eine Vorverlagerung der Komplikationen der Arteriosklerose in die jüngeren Jahrgänge. Dieser Anstieg ist vorwiegend umweltbedingt. Er kann nur bedingt durch die Zunahme des durchschnittlichen Lebensalters erklärt werden.

Natürlich drängt sich sofort die Frage auf, welche Faktoren hierfür verantwortlich sind, ob der atherosklerotische Prozeß beeinflußt werden kann und ob, da die klinischen Zeichen im Endstadium der Entwicklung der Arteriosklerose liegen, eine Früherkennung der Arteriosklerose möglich ist.

Der Aufbau der Arterien soll vor der Beantwortung dieser Fragen kurz rekapituliert werden. Die normale Arterienwand besteht aus Intima, Media und Adventitia. Man unterscheidet die Arterien vom elastischen Typ von jenen des muskulären Typs.

Arterien vom elastischen Typ, deren Media reich an elastischen Fasern ist, sind die großen zentralen Gefäße. Zur Peripherie hin überwiegen die Arterien vom muskulären Typ (Abb. 7). Lumenwärts wird die Intima von einer einzelligen Endothelschicht, die einer Basalmembran aufsitzt, zur Media hin durch eine gefensterte bindegewebige Platte, der Lamina elastica interna, begrenzt. Die Intima enthält beim Kind nur vereinzelte glatte Muskelzellen und wenig Grundsubstanzen wie Elastin, Kollagen und Mukopolysaccharide. Im Laufe des Lebens nimmt diese extrazelluläre Matrix sowie die Zahl der glatten Muskelzellen ganz erheblich zu.

Die Media besteht überwiegend aus glatten Muskelzellen, die die Grundsubstanz formieren und zusammen mit den elastischen Fasern die Weite und Elastizität des Gefäßes regulieren. Die Media ändert sich in ihrer Zusammensetzung im Laufe des Lebens kaum und wird auch von der Atherogenese wenig beeinflußt. Die Adventitia ist die äußere Gefäßschicht, die von der Media durch die Lamina elastica externa getrennt ist. Bei größeren Arterien dringen von hier aus die

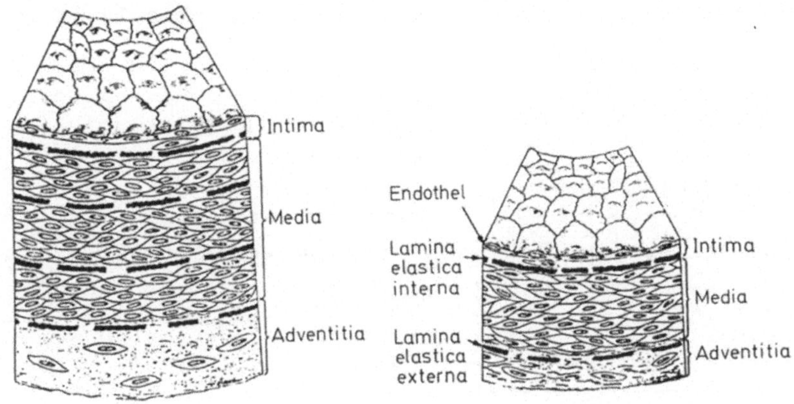

Abb. 7. Struktur der normalen Arterie vom elastischen *(links)* und vom muskulären *(rechts)* Typ

Vasa vasorum ein, die das Gefäß bis zum inneren Drittel hin versorgen. Die Adventitia enthält vereinzelte Myozyten und Fibroblasten (Abb. 8).

Das innere Drittel der Arterien wird vom Gefäßinnern her ernährt. Die Zusammensetzung des Blutplasmas ist daher für die Durchsaftung dieses Gefäßbezirks wichtig.

Morphologisch ist die Arteriosklerose charakterisiert durch eine Läsion, die Lipidablagerungen und Fibrosklerose einschließt und die sich herdförmig, vor allem in der Intima von großen und mittleren Arterien entwickelt (s. Farbtafel, oben und Mitte).

Nach dem Schweregrad werden in der Einteilung der Weltgesundheitsorganisation drei Formen atherosklerotischer Läsionen unterschieden (Tabelle 2):
- die frühen Läsionen,
- die fortgeschrittenen Läsionen,
- die komplizierten Läsionen.

Die frühen Läsionen sind oberflächliche gelbe oder gelbbraune Intimaläsionen, die sich spezifisch mit Fettfärbungen darstellen lassen. Nach der unterschiedlichen Morphologie lassen sich bei dieser Form der Läsionen die Mikrothrombenauflagerungen von der gallertigen Erhebung und diese von den Fettstreifen abgrenzen. Es gibt Anhaltspunkte dafür, daß die gallertige Läsion die früheste morphologisch

Tabelle 2. Einteilung und Kriterien der drei Formen arteriosklerotischer Läsionen

Frühe Läsionen	Fettstreifen Gallertige Erhebungen Mikrothromben
Fortgeschrittene Läsionen	Fibröse Plaques Atherosklerotische Plaques
Komplizierte Läsionen	= Fortgeschrittene Läsionen mit: Blutung Verkalkung Ulzeration Thrombose

erfaßbare atherosklerotische Gefäßwandveränderung darstellt, die sich aus dem initialen Intimaödem entwickelt.

Die fortgeschrittenen Läsionen bestehen aus fibrösen Plaques, das sind umschriebene erhabene Intimaverdickungen von fester Konsistenz und grauer oder perlweißer Farbe. Die fibrösen Plaques bestehen aus lipidreichen Myozyten, den Schaumzellen, umgeben von Kollagen, Elastin, Mukopolysacchariden. Zellen und extrazelluläre Matrix bilden eine Kappe, unter der, nahe der Lamina elastica interna, extrazelluläre Lipide, ganz überwiegend Cholesterinester, sowie Zelltrümmer liegen.

Farbtafel. Koronarsklerose und Koronarthrombose ►
Oben: Seneszente Koronarsklerose. Längsschnitt durch die A. coronaria cordis sinistra, absteigender Ast; fast 80jährige Frau; Tod an Koronarinsuffizienz. Extreme Verfettung, aber keine Thrombose. Färbung Masson-Goldner, Deckplattenhyalinose
Mitte: Sog. juvenile, wahrscheinlich entzündliche Sklerose. 3. Lebensjahrzehnt, plötzlicher Tod. Obliterative Proliferation der Intima, keine Verfettung. Sklerose im Sinne von Benditt u. Benditt (1973) (juvenile Sklerose s. Bredt 1941, E. Müller 1956, Doerr 1964)
Unten: Ganz frischer Thrombus. 23jähriger Bankbeamter, Hallenhandballspieler. Vater mit Hyperlipidämie Jahre später gestorben. HE-Färbung

Die ausgesucht schönen histologischen Präparate verdanke ich der Liebenswürdigkeit von Herrn Prof. Dr. Dr. h. c. mult. W. Doerr, Direktor des Pathologischen Universitäts-Instituts Heidelberg

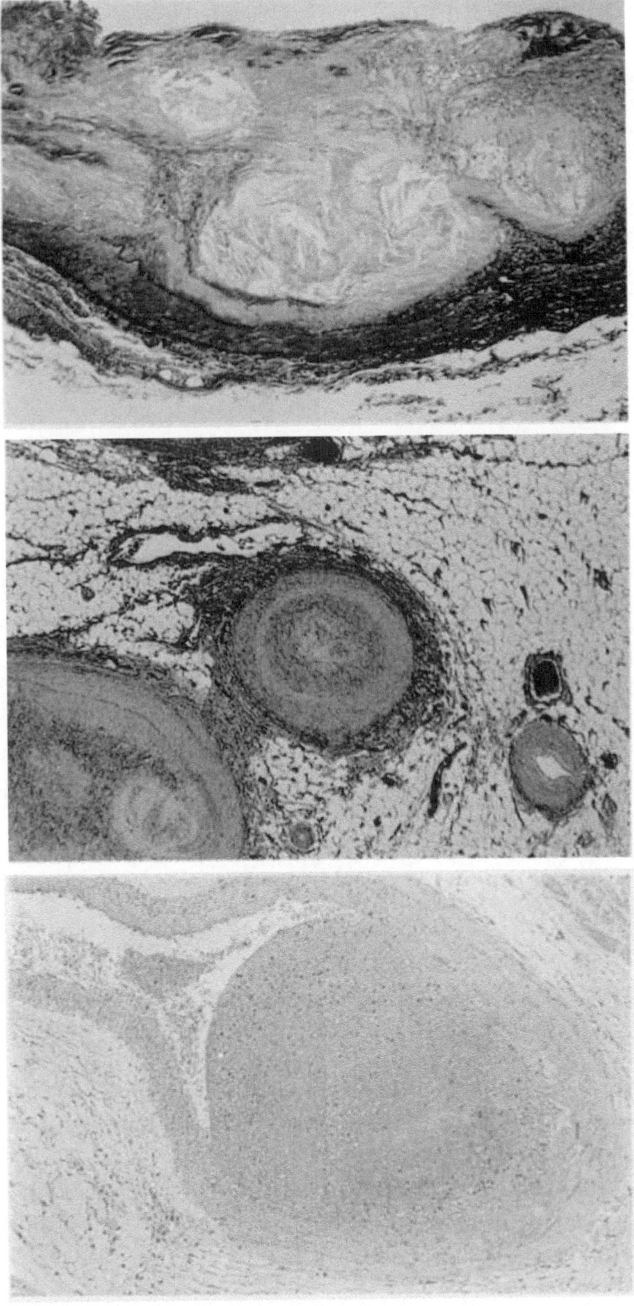

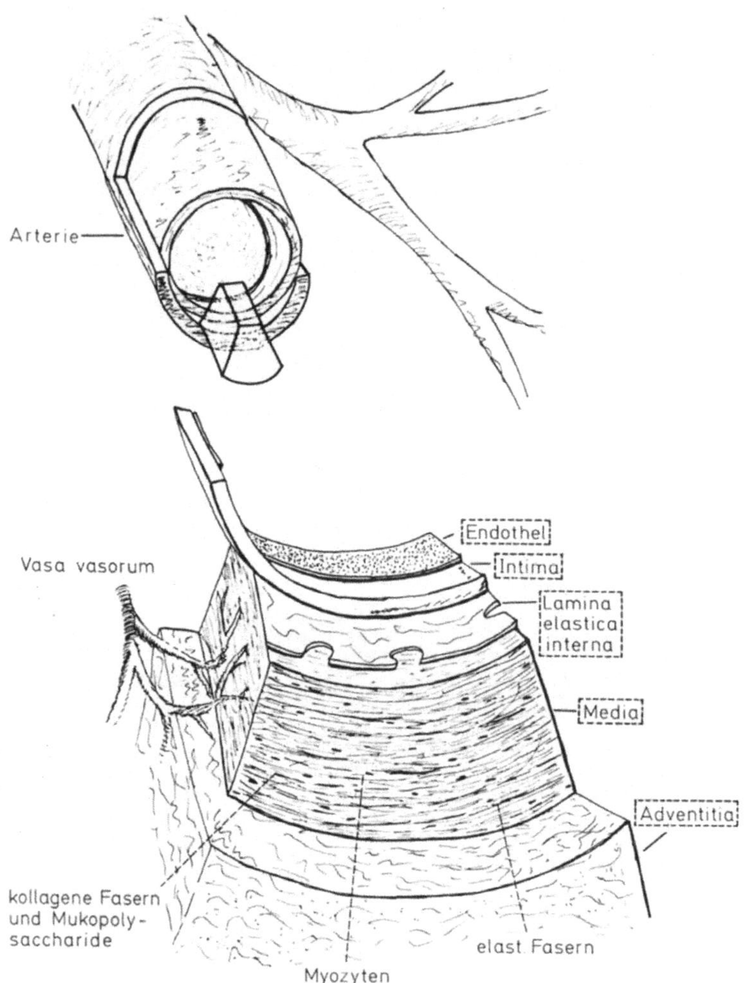

Abb. 8. Normaler Aufbau der Aortenwand. (Aus Mörl 1979)

Wenn in diesen Läsionen die Lipide bei weitem überwiegen, spricht man vom atherosklerotischen Plaque. Er ist gleichbedeutend mit dem Begriff Atherom.

Aus den Plaques entsteht infolge von Blutungen, Verkalkungen, Ulzeration oder Thrombose die komplizierte Läsion (s. Farbtafel, untere Abbildung).

5 Pathogenese und Ätiologie

Eine Fülle von epidemiologischen, experimentellen und klinischen Daten führte zu einer Vielzahl von Theorien über die Pathogenese (Tabelle 3, Abb. 9).
Es gibt keinen Struktubestandteil der Gefäßwand und keinen auf sie einwirkenden Faktor, dessen primäre Beteiligung nicht zu irgendeinem Zeitpunkt in den Mittelpunkt der Pathogenese gestellt worden wäre. Zelluläre und molekulare Bestandteile des strömenden Bluts, z. B. Thromboozyten oder Lipoproteine, hämodynamische Kräfte

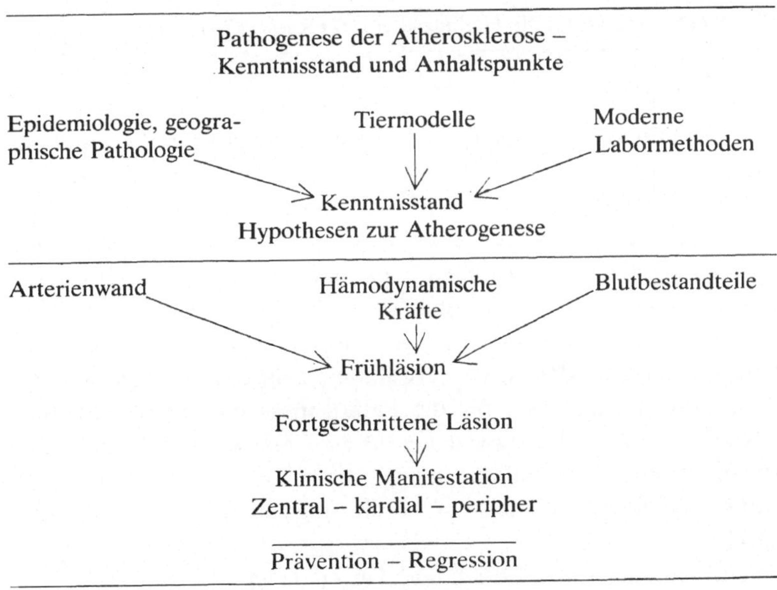

Abb. 9. Theorien über die Atherogenese

Tabelle 3. Theorien über die Pathogenese der Arteriosklerose

Ernährungsstörung der Gefäßwand (Lobstein 1829)
Inkrustation von Protein (Rokitansky 1852)
Entzündung (Virchow 1852)
Entzündung (Cohnheim 1877)
Lipidinfiltration (Anitschkow 1913)
Abnutzung (Aschoff 1914)
Mesenchymalterung (Hueck 1920)
Mediaschädigung (Thoma 1923)
Cholesterinfilm (Hueper 1945)
Fettzellen in Gefäßwand (Leary 1945)
Thrombosen in Gefäßen (Duguid 1946)
Fettüberfütterung (Malmros 1949)
Fettüberfütterung (Keys 1952)
Fettstoffwechselstörung (Katz u. Stammler 1953)
Fettstoffwechselstörung (Gofmann 1955)
Reaktion der Gefäßwandzellen (Hauss 1959)
Perfusionsstörung der Gefäßwand (Doerr 1960)
Fibrinfilm (Crawford 1961)
Lipidfilm (Gerö 1961)
Thrombozytenaggregation (Gresham 1967)
Immunpathologische Wandstörung (Lenègre 1967)
Mutagene (monoklonaler Ursprung) Theorie (Benditt u. Benditt 1973)
Plättchentheorie (spezielle Heilungstheorie) (Ross 1974)

und Reaktionen der Gefäßwand selbst, also des Endothels und der Intimamyozyten, wirken bei der Entstehung der atherosklerotischen Läsion zusammen. Die aktive Mitwirkung der Arterienwand an diesen komplexen Vorgängen ist erwiesen, aber Art und Außmaß ihrer Beteiligung am pathologischen Umbau, insbesondere die Frage, inwieweit zelluläre Abwehrmechanismen den Prozeß verselbständigen oder fördern, ist bis zum heutigen Zeitpunkt nicht eindeutig geklärt. Unabhängig von den schon erwähnten zahlreichen Theorien zur Atherogenese, läßt sich für die Pathogenese ein ganz bestimmter Ablauf feststellen: Voraussetzung für die Entstehung der frühen Läsionen ist eine Endothelschädigung.
Diese Schädigung ist meistens herdförmig und wird hervorgerufen durch:
– mechanische Reize: Druck und Turbulenzen,
– chemische Reize,

24

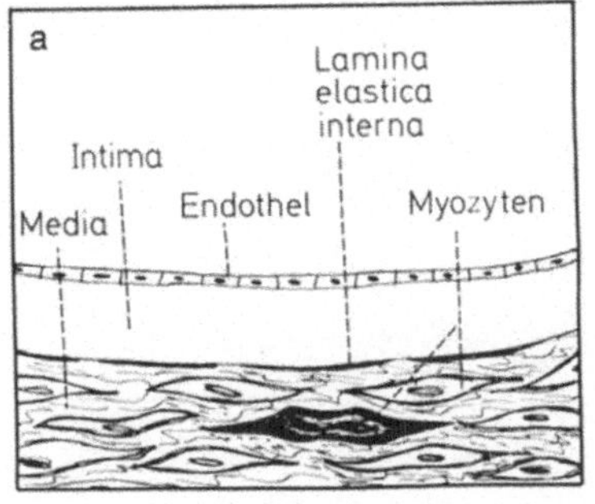

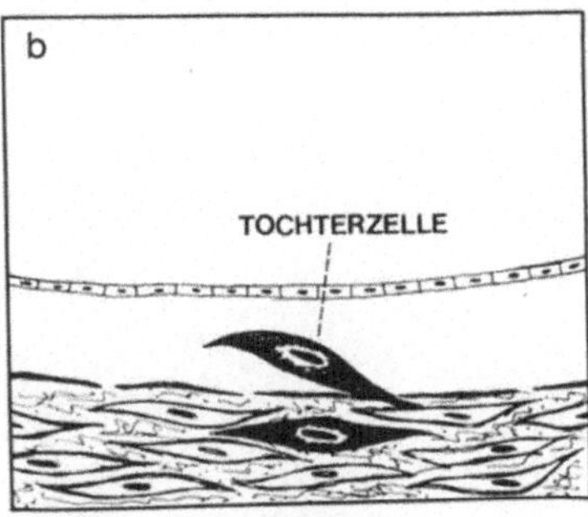

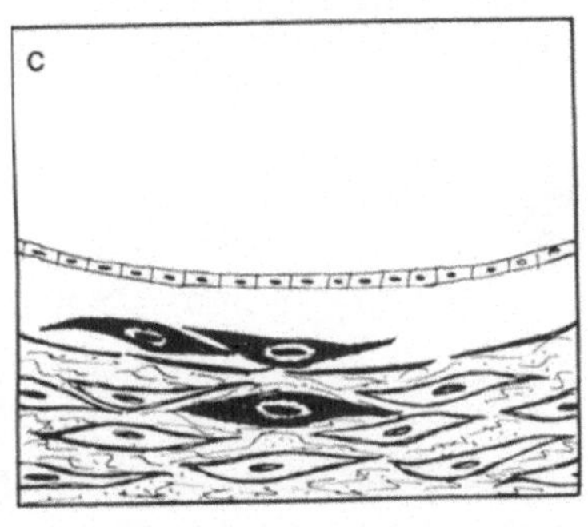

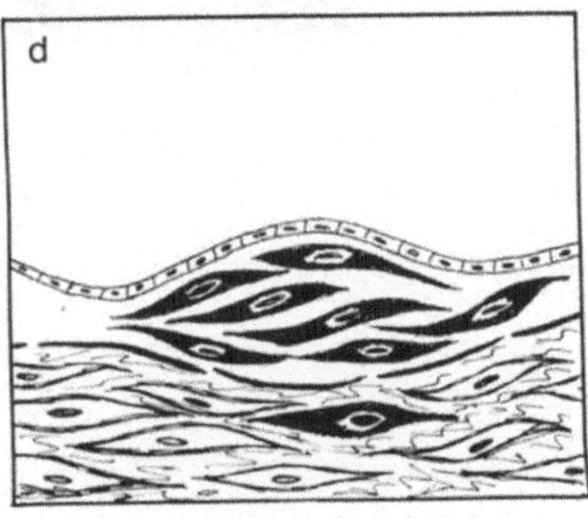

Abb. 10a–d. Entwicklung der atherosklerotischen Läsion. **a** Intakte Lamina und Media, glatte Muskelzellen fehlen in der Intima. **b, c** Einwandern von glatten Muskelzellen aus der Media in die Intima nach atherogenem Reiz. **d** Übergang zur fortgeschrittenen Läsion durch Verdrängen der Intima in das Gefäßinnere. (Aus Mörl 1979)

– immunologische Faktoren,
– toxische Elemente.

Infolge der Endothelschädigung kommt es zur Thrombozytenaggregation an freiliegendem subendothelialem Gewebe und zur Insudation von Plasmabestandteilen, besonders von Lipoproteinen. Diese Vorgänge lösen Proliferationsreize auf die glatten Muskelzellen in der Intima aus und bewirken die Einwanderung von glatten Muskelzellen aus der Media (Abb. 10, 11). Die Folge ist eine vermehrte Synthese der Grundsubstanzen Kollagen, Elastin und der verschiedenen Mukopolysaccharide, sowie eine intra- und extrazelluläre Lipidablagerung. Die Atherogenese läßt sich demnach auf drei überall anzutreffende einfache Phänomene reduzieren: Nach der Endothelschädigung kommt es

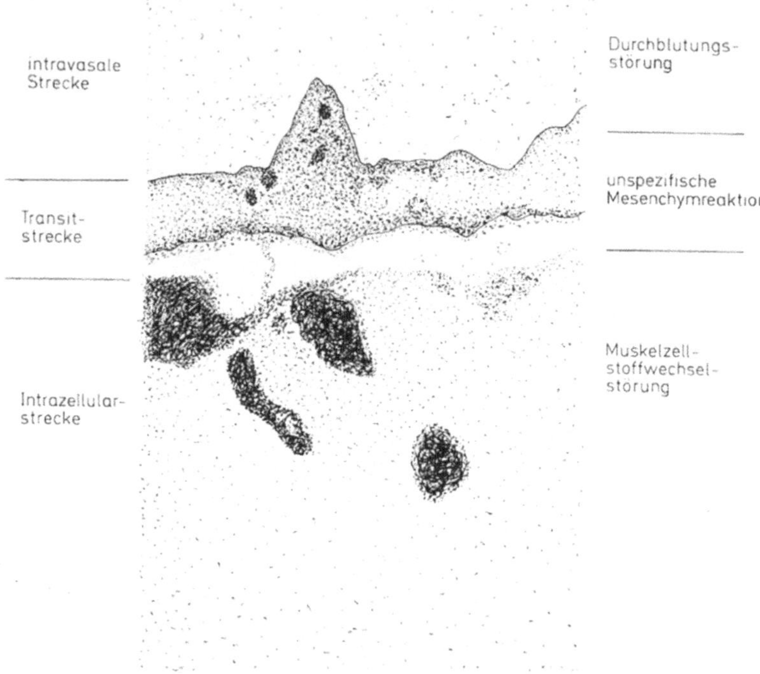

Abb. 11. Darstellung der Angriffsmöglichkeiten von Noxen bei experimenteller Herzmuskelnekrose. Elektronenmikroskopische Vergrößerung einer Kapillare im Rattenmyokard. (Nach Hauss u. Schmitt 1967; aus Mörl 1979)

– zu einer Proliferation intimaler Myozyten,
– zu intra- und extrazellulären Lipidablagerungen in der Intima (diese Lipide dringen teils aus dem Serum ein, teils werden sie ortsständig syntehtisiert),
– zu einer Zunahme der extrazellulären Grundstubstanz, da die Myozyten vermehrt Kollagen, Elastin und Mukopolysaccharide synthetisieren.

Die entscheidende Rolle in diesem Prozeß spielt die glatte Muskelzelle der Intima, der Intimamyozyt, eine pluripotente glatte Muskelzelle, die neben vielen Syntheseleistungen u. a. auch Lipide phagozytiert und dadurch zur Schaumzelle wird.

Die Abb. 12 zeigt die Atherogenese als eine Reaktion der Arterienwand auf eine Endothelschädigung: Nach herdförmiger Endothelab-

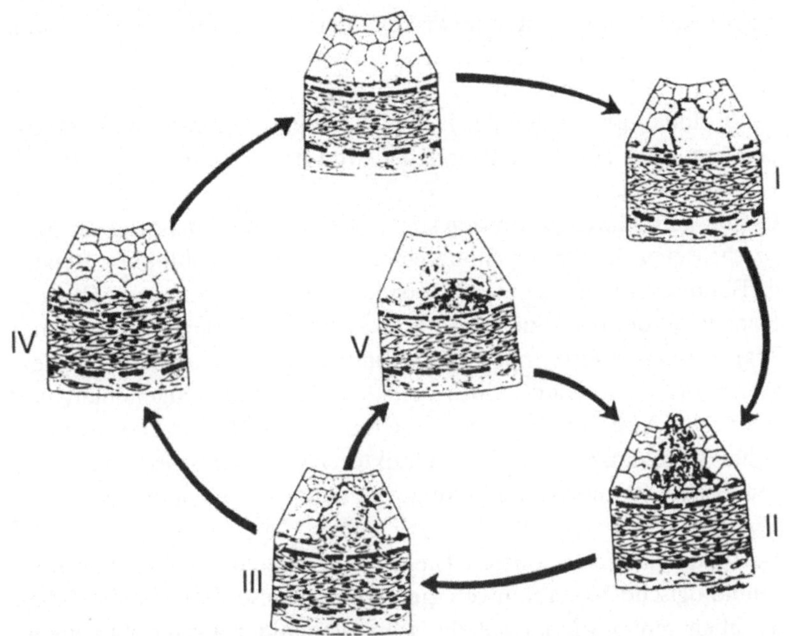

Abb. 12. Atherogenese als Reaktion der Arterienwand auf Endothelschädigungen. *I:* Endothelabschilferung, *II:* Thrombozytenaggregation, *III:* Myozytenproliferation, *IV:* Heilung, *V:* Nekrosen

schilferung führen Thrombozytenaggregation und Lipoproteinausfällung an subendothelialem Dermatansulfat zur Myozytenproliferation und zu vermehrter Grundsubstanzsynthese.

Bleibt es bei der einmaligen Schädigung, dann setzen Heilungsprozesse mit Reendothelialisierung ein, und eine weitere Myozytenproliferation mit den zugehörigen Syntheseleistungen unterbleibt. Die Intimaverdickung und vermehrte Grundsubstanzen in der geschädigten Zone sind der einzige Hinweis auf das vorausgegangene Trauma (s. auch Abb. 9).

Bei Fortdauer der Gefäßwandschädigung nehmen Thrombozytenaggregation und Lipidablagerungen zu; es kommt schließlich zu Zellnekrosen. So entwickelt sich ein Circulus vitiosus.

Erneute thrombotische Auflagerungen führen zum Übergang in die fortgeschrittene Läsion. Ob die frühe Läsion sich direkt zur fortgeschrittenen Läsion weiter entwickelt oder ob hier mutagene Faktoren eine Rolle spielen, ist gegenwärtig noch nicht endgültig geklärt: Fortgeschrittene Läsionen entwickeln sich nämlich nicht zwangsläufig an den Prädilektionsstellen der frühen Läsionen, was als schwerwiegendes Argument gegen die Progredienz von frühen zu fortgeschrittenen Läsionen angesehen wird.

Es gibt gute Hinweise für den sog. monoklonalen Ursprung der fortgeschrittenen Läsion im Sinne einer gutartigen Neubildung. Benditt u. Benditt formulierten 1973 erstmals die sog. mutagene Theorie. Danach beruht die lokale Proliferation glatter Muskelzellen auf einer Transformation einzelner Zellen. Eine genetisch alterierte Zelle vermehrt sich – im Sinne eines benignen Tumors – ungehemmt und führt zur Ausbildung umschriebener Intimapolster. Die Autoren nehmen an, daß toxische Umweltfaktoren oder Viren, evtl. auch eine genetische Prädisposition, Anlaß zu einer Transformation geben können.

Neben dieser monoklonalen Theorie sind in letzter Zeit noch weitere zellbiologische Vorstellungen zur Atherogenese entwickelt worden, die aber immer wieder auf die schon genannten Grundphänomene der Myozytenproliferation, der Lipidablagerung und der Zunahme der extrazellulären Matrix zurückzuführen sind. Neben der bisher das Feld beherrschenden Lipidtheorie greift die Plättchentheorie auf die früheren Vorstellungen von Rokitansky zurück, wobei die Übergänge zwischen den einzelnen Theorien meist fließend sind. Neuerdings sind die Thrombozyten wieder in den Vordergrund getreten durch die Erkenntnis, daß die Thrombozytenaggregation durch zwei antagonistisch wirkende Prostaglandine reguliert wird, nämlich durch
– das Thromboxan A_2, das die Aggregation fördert und
– das Prostacyclin (PGI_2), das die Aggregation hemmt.
Diese Prostaglandine werden aus Arachidonsäure gebildet. Arachidonsäure, eine mehrfach ungesättigte Fettsäure mit 20 Kohlenstoffatomen, ist ein Bestandteil der Phospholipide aller Zellmembranen. Die meisten Zellen besitzen ein Enzymsystem, das Arachidonsäure über instabile Zwischenstufen in Prostaglandine umwandeln kann, die nun als Lokalhormone zur Regulation bestimmter Zelleistungen zur Verfügung stehen. In einem Gefäß mit intakter Endothelzellschicht besteht ein Gleichgewichtszustand zwischen der Bildung des aggregationshemmenden und gefäßerweiternden Prostacyclins in den

Endothelzellen einerseits und der Bildung des aggregationsfördern-
den und gefäßverengenden Thromboxan A_2 in den Thrombozyten
andererseits. Eine Störung dieses Gleichgewichts kann zur Verklum-
pung von Thrombozyten und zur Freisetzung der mitogenen Substanzen aus den Thrombozyten führen, die eine Proliferation glatter
Muskelzellen bewirken, ein Ereignis, das am Beginn der Läsion der
Gefäßwand steht.
Eine offene Frage ist weiterhin, ob die sog. Risikofaktoren der Arteriosklerose direkt im zellulären Bereich angreifen und damit als pri-
märätiologische Faktoren der Atherogenese anzusehen sind.

6 Risikofaktoren

Der Begriff Risikofaktor wurde erstmals im Zusammenhang mit der Framingham-Studie, einer epidemiologischen Untersuchung in den USA, bekannt. Er umfaßt die Voraussagekraft bestimmter schädigender Faktoren auf die Krankheitsentstehung. Unter Risikofaktoren versteht man spezifische Verhaltensweisen, Umwelteinflüsse und Körpermerkmale, die man aber auch einfach als Folge menschlichen Fehlverhaltens bezeichnen könnte. Es sind krankmachende Reize, die größtenteils Folgen von Verhaltensstörungen im weitesten Sinne sind. Der epidemiologische Begriff des Risikofaktors beruht auf der Beobachtung von korrelativen Verknüpfungen und ist deshalb nicht unbedingt mit ätiologischen Faktoren identisch. Die bisher gesicherten Risikofaktoren der Arteriosklerose wurden in bezug auf die klinischen Komplikationen des chronischen Wandumbaus identifiziert und nicht im Hinblick auf die Entstehung der Gefäßläsionen, so daß für alle Risikofaktoren nicht geklärt ist, ob ein Kausalzusammenhang mit der Atherogenese im zellulären Bereich besteht. Dennoch gibt es

Tabelle 4. Risikofaktoren der Arteriosklerose

Risikofaktoren 1. Ordnung	Risikofaktoren 2. Ordnung	Fragliche Risikofaktoren
Hypercholesterinämie	Diabetes mellitus	Psychosozialer
Hypertonie	Gicht	Streß
Zigarettenrauchen	Übergewicht	Immunkomplexe
Alter	Bewegungsmangel	Ovulationshemmer
Geschlecht		Wasserhärte
Genetische Faktoren		

zwingende Hinweise auch für den Kausalzusammenhang zwischen Risikofaktoren und Arteriosklerose.

Risikofaktoren erster und zweiter Ordnung, die bisher für die Arteriosklerose als gesichert anzusehen sind, zeigt Tabelle 4.

Man unterscheidet Risikofaktoren erster Ordnung, von denen jeder für sich allein schwere Schäden bewirken kann, und Risikofaktoren zweiter Ordnung, die nur in Verbindung mit einem oder mehreren anderen Risikofaktoren krankmachend wirken.

Je nach dem betroffenen Gefäßgebiet, d. h. nach der klinischen Manifestation, läßt sich noch eine bestimmte Rangordnung der Risikofaktoren feststellen.

- Der Risikofaktor Hochdruck wirkt sich vor allem im Gebiet der Zerebralarterien aus; er ist hauptsächlich für den Schlaganfall verantwortlich.
- Für den Herzinfarkt stehen als Risikofaktoren die Hyperlipoproteinämie und Zigarettenrauchen an erster Stelle.
- Für den Gliedmaßenarterienverschluß ist es das Zigarettenrauchen, das weit vor der Hypertonie und der Hypercholesterinämie rangiert.

Durchschnittsalter bei Erstinfarkt:

Starke Raucher
mit einem Cholesterinspiegel über 300 mg% <u>50 Jahre</u>
Nichtraucher
mit einem Cholesterinspiegel unter 200 mg% <u>65 Jahre</u>

Risikofaktoren kommen selten isoliert vor, sehr häufig findet man die Kombination von erhöhtem Serumcholesterin (Hyperlipoproteinämie) und Zigarettenrauchen, Zigarettenrauchen und Hochdruck oder die Kombination von allen drei Faktoren. Jede Kombination von Risikofaktoren steigert das Risiko erheblich. Je mehr Risikofaktoren zusammentreffen, desto frühzeitiger und schwerer treten auch atherosklerotische Veränderungen auf; die Risikofaktoren addieren sich nicht nur in ihrer Wirkung, sondern sie potenzieren sich. Diese Feststellung konnte bei den Gliedmaßenarterienverschlüssen im Rahmen der Basler Studie (Da Silva u. Widmer 1979) erhärtet werden: Mit zunehmender Zahl der Risikofaktoren stieg die Morbiditätsrate an. Besonders eindrucksvoll läßt sich diese Potenzierung der Wirkung aber auch bei der koronaren Herzkrankheit zeigen, wo bei Vorliegen von drei Risikofaktoren das Infarktrisiko nicht dreifach, sondern neunfach erhöht ist.

Zigarettenrauchen = 20/Tag	Risiko doppelt so hoch wie das des Nichtrauchers
> 20/Tag	Dreifach
Hypercholesterinämie + Rauchen > 20 Zigaretten	Sechsfach
3 Hauptrisikofaktoren	Neunfach

Die Kombination verschiedener Risikofaktoren zeigt eine gewisse geographische Abhängigkeit: Es besteht ein Nord-Süd-Gefälle der Infarkthäufigkeit, wobei in Nordeuropa die Mortalitätsrate am Herzinfarkt wesentlich höher ist als in Südeuropa. Dieses Phänomen ist bis heute noch nicht restlos geklärt. Es ist auffällig, daß in den südeuropäischen Ländern, sogar bei starken Zigarettenrauchern, die Infarktrate niedrig ist. Epidemiologische Untersuchungen ergaben, daß süditalienische Arbeiter, die nach Norden zogen und ihre Rauchgewohnheiten beibehielten, verstärkt Infarkte durchmachten. Dieses Phänomen könnte zum Teil durch Streßwirkung und möglicherweise auch durch andere, bisher unbekannte Faktoren bedingt sein.

6.1 Risikofaktoren erster Ordnung

6.1.1 Hyperlipoproteinämien

Die Höhe des Serumcholesterinspiegels und das gehäufte Vorkommen einer Hypercholesterinämie stehen zur Atherogenese in unmittelbarer Beziehung. Die Herzinfarktrate steigt linear mit steigendem Serumcholesterinspiegel an.

Als optimaler Serumcholesterinspiegel muß ein Wert von 140–180 mg% angenommen werden.

Inwieweit auch erhöhte Triglyzeride im Serum atherogen wirken, läßt sich derzeit noch nicht abschließend beurteilen. Wahrscheinlich benötigt eine Hypertriglyzeridämie bis zur Gefäßmanifestation eine sehr viel längere Zeit. Die Lipide, in diesem Fall das Cholesterin und die Triglyzeride, sind wasserunlöslich. Sie können daher nur im Serum transportiert werden, wenn sie an Lösungsvermittler, an spezifische Eiweißkörper, die sog. Apoproteine, gebunden sind. Diese großmolekularen Verbindungen zwischen den Lipiden und den Apoproteinen werden Lipoproteine genannt. Die Lipoproteine stellen die Transportform der Lipide im Serum dar. Man unterscheidet verschiedene Arten von Lipoproteinen:

- Lipoproteine niedriger Dichte: low density lipoproteins = LDL oder Betalipoproteine.
- Lipoproteine sehr niedriger Dichte: very low density lipoproteins = VLDL oder Präbetalipoproteine.
- Lipoproteine hoher Dichte: high density lipoproteins = HDL oder Alphalipoproteine.

Die typischen Merkmale der normalen Plasmalipoproteine sind in Abb. 13 zusammengefaßt.

Daneben werden postprandial noch die triglyzeridreichen Chylomikronen gebildet. Sie werden aus den Lymphbahnen des Darms über den Ductus thoracicus in den venösen Kreislauf geleitet. Die Chylomikronen werden sehr schnell durch Lipoproteinlipasen abgebaut. Bei diesem Abbau entstehen Lipoproteine intermediärer Dichte und aus diesen die LDL. Diese sog. Lipoproteine intermediärer Dichte (remnant particles) wirken ebenfalls atherogen (Abb. 14). Bei den Hyperlipoproteinämien oder Hyperlipidämien unterscheidet man zwischen den primären und den sekundären Formen.

Die primäre Hyperlipoproteinämie findet sich bei Überernährung, Adipositas oder als Ausdruck eines zugrundeliegenden genetischen Defekts. Die sekundäre Hyperlipoproteinämie tritt im Gefolge anderer Erkrankungen auf und verschwindet nach Abheilung dieser Grundkrankheit. Die häufigsten Ursachen für sekundäre Hyperlipoproteinämien sind in Tabelle 5 aufgeführt.

Die einzelnen Lipoproteinarten des Serums können durch verschiedene Methoden analytisch getrennt werden; die gebräuchlichsten

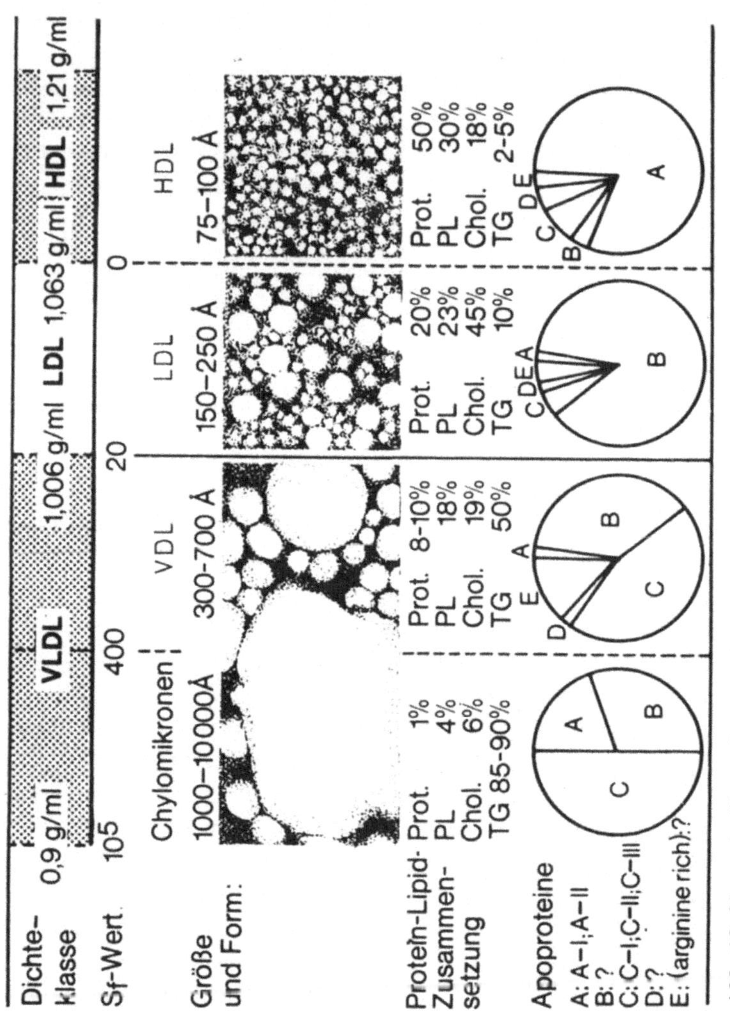

Abb. 13. Normale Plasmalipoproteine. (Nach Seidel)

Methoden sind die Ultrazentrifugation oder die Elektrophorese. Die elektrophoretische Trennung der Lipoproteine ergibt bei den Hyperlipoproteinämien charakteristische Verteilungsmuster, die eine Unterscheidung der verschiedensten Formen ermöglicht. Auf dieser Unterscheidungsmöglichkeit beruht die Einteilung der verschiedenen Hyperlipoproteinämien in die Typen I–V nach Fredrickson.

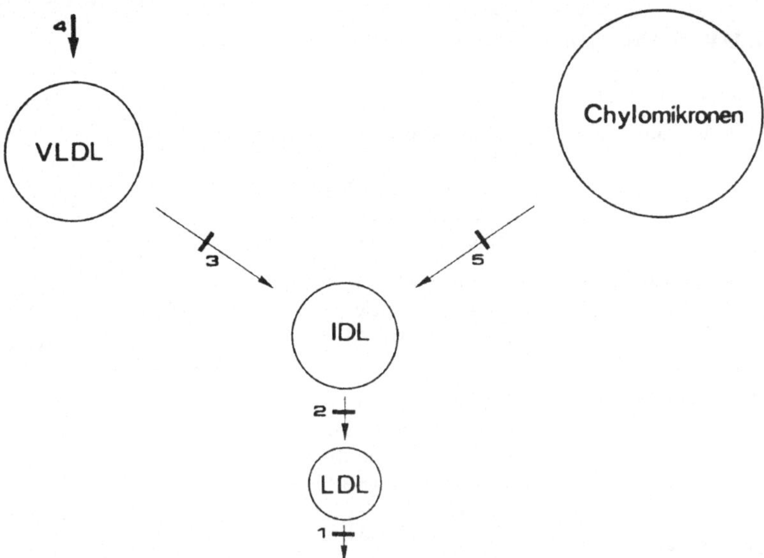

Abb. 14. Pathogenese der Hyperlipoproteinämien

1: Störung des Abbaus der LDL bei familiärer Hyperlipoproteinämie Typ II

2: Störung des Abbaus der IDL
(wahrscheinlich bei der Hyperlipoproteinämie Typ III)

3: Störung des Abbaus der VLDL bei endogener Hypertriglyzeridämie
(Typ IV)

4: Vermehrte Bildung von VLDL bei endogener Hypertriglyzeridämie
(Typ IV)

5: Störung des Abbaus von Chylomikronen bei familiärem Lipoproteinlipase-
mangel (Typ I)

Neuerdings ist noch eine subtilere Trennung durch quantitative Bestimmung der einzelnen Apoproteine möglich.

Die laborchemischen und klinischen Parameter der einzelnen Formen der Hyperlipoproteinämien nach Fredrickson gehen aus
Abb. 15 hervor.

Die Lipoproteine hoher Dichte (HDL) werden als „negativer" Risikofaktor bezeichnet, da sie eine Schutzwirkung auf die Gefäße aus-
üben: Bei Patienten mit durchgemachtem Herzinfarkt fanden sich
signifikant niedrigere HDL-Werte als bei gleichaltrigen Kontrollper-
sonen, während bei genetisch langlebigen Familien oder bei den
grönländischen Eskimos, die ja bekanntlich sehr selten an Arteriosklerose erkranken, die HDL-Konzentrationen hoch sind. Auch das

Tabelle 5. Ursachen der sekundären Hyperlipidämien

Diabetes mellitus	
Lebererkrankungen	Akute chronische Hepatitis
	Cholestase
	Primär-biliäre Zirrhose
	Alkoholismus
	Zieve-Syndrom
Nierenerkrankungen	Nephrotisches Syndrom
	Niereninsuffizienz
	Zustand nach Nierentransplantation
Hypothyreose	
Dysproteinämien	Multiples Myelom
	Makroglobulinämie
	Lupus erythematodes
	Autoimmunhyperlipidämien
	Amyloidose
Exogene Ursachen	Alkohol
	Pharmaka:
	– Ovulationshemmer
	– Thiaziddiuretika
	– Kortikoide
Sonstige Ursachen	Akromegalie
	Anorexia nervosa
	Arthritis
	Hyperparathyreoidismus
	Hypophysenunterfunktion
	Idiopathische Hyperkalzämie
	Infektionskrankheiten
	Malignome
	Morbus Cushing
	Porphyrie
	Schwangerschaft
	Stein-Leventhal-Syndrom

geringe Herzinfarktrisiko von Frauen vor der Menopause beruht wahrscheinlich auf dem deutlich höheren HDL-Spiegel.

Zahlreiche Untersuchungen sind zur Zeit noch im Gange, um die verschiedenen Faktoren festzustellen, die eine Erhöhung oder eine Erniedrigung der HDL-Konzentration bewirken. So kann als gesichert gelten, daß muskuläre Aktivität, mäßiger Alkoholkonsum,

		normal	I	IIa	IIb	III	IV	V
Lipoproteinmuster (α, Prä-β, β, Chylomikronen (Start))								
Typ		normal	I	IIa	IIb	III	IV	V
Synonyma			Fettinduzierte Hypertriglyzeridämie. Hyperchylomikronämie	Hypercholesterinämie	Gemischte Hyperlipidämie	"Broad-β-disease"	Endogene Hypertriglyzeridämie	Endogen-exogene Hypertriglyzeridämie
Klinik	Vorkommen		sehr selten	etwa 10%	etwa 15%	<5%	etwa 70%	<5%
	Xanthome		eruptiv	tendinös, tuberös	tendinös, tuberös	plan, tuberoeruptiv	tuberoeruptiv	tuberoeruptiv
	Arteriosklerose		−	+++	+++	+++	++	+?
Labor	Serum		milchig	klar	klar bis trüb	klar bis trüb	klar bis milchig	trüb bis milchig
	Triglyzeride		↑	normal	↑	↑	↑	↑
	Cholesterin		normal	↑	↑	↑	normal oder↑	normal oder↑
	Triglyceride/Cholesterin		>8	<2	~1	1−2	1−5	>5
	Lipoproteinlipase		↓	normal	normal	normal	normal	normal oder↓
	Glucosetoleranz		normal	normal	häufig↓	häufig↓	häufig↓	häufig↓
Therapie:	Diät		extrem fettarm	fettmodifiziert cholesterinarm	fettmodifiziert cholesterin- und kalorienarm Zucker↓	kalorien- und cholesterinarm fettmodifiziert Zucker↓	kalorien- und cholesterinarm fettmodifiziert Zucker↓	kalorien- und fettarm Zucker↓
	Medikamente			Cholestyramin Nicotinsäure D-Thyroxin Sitosterin	Nicotinsäure Clofibrat D-Thyroxin Sitosterin	Clofibrat Nicotinsäure	Clofibrat Nicotinsäure	Clofibrat Nicotinsäure

Abb. 15. Primäre Hyperlipoproteinämien. (Einteilung nach Fredrickson)

Tabelle 6. Faktoren, die die HDL-Cholesterinkonzentration im Serum erhöhen

---

Östrogene
Alkohol
Körperliches Ausdauertraining
Heparininfusionen
Bezafibrat
Nikotinsäurederivate
Phenytoin und Phenobarbital
Chlorierte Hydrocarbonverbindungen
(Insektizide)
Familiäre Hyper-HDL-Ämie

Tabelle 7. Faktoren, die die HDL-Cholesterinkonzentration im Serum erniedrigen

---

Androgene
Gestagene
Kontrazeptiva
Adipositas

Kohlenhydratreiche Diät
Zigarettenrauchen
Insulinresistenz
Sulfonylharnstoffe

Lebererkrankungen
Cholestase
Urämie
Thiazide

Östrogene, Phenytoin und Pflanzenfaserstoffe die HDL-Konzentration erhöhen (Tabelle 6), während Zigarettenraucher, Diabetiker unter einer Sulfonylharnstofftherapie, aber auch Männer gegenüber Frauen vor der Menopause niedrigere HDL-Werte haben. Auch eine Therapie mit Thiaziden senkt die HDL-Konzentration des Serums (Tabelle 7). Ob es den Epidemiologen gelingen wird, den Ratschlag eines Arterioskleroseforschers, jeden Tag einen halbstündigen Dauerlauf zu machen und anschließend einen kräftigen Schoppen zu trinken, wissenschaftlich zu untermauern, sei dahingestellt. Die positive

Tabelle 8. Richtwerte für die Blutfette einschließlich der Unterfraktionen. (Nach Assmann)

	Kein Risiko	Verdachtsbereich (Behandlungsbedürftigkeit abhängig vom klinischen Gesamtbild)	Behandlungsbedürftig
Triglyzeride	< 150	150–200	> 200
Gesamt-Cholesterin	< 220	220–260	> 260
LDL-Cholesterin	< 150	150–190	> 190
	Prognostisch günstig	Standardrisiko	Risikoindikator
HDL-Cholesterin (Männer)	> 55	35–55	< 35
HDL-Cholesterin (Frauen)	> 65	45–65	< 45

Beantwortung dieser Frage würde sicher auf ein interessiertes Publikum treffen.

Nach wie vor soll zum Ausschluß des Risikofaktors Hyperlipoproteinämie eine Bestimmung des Serumcholesterins durchgeführt werden. Bei pathologischen Werten folgt dann die weitere Diagnostik in Form der Lipoproteinelektrophorese und ggf. die Ultrazentrifugation. Als nützlich hat sich die Differenzierung zwischen dem im HDL und im LDL gebundenen Cholesterin erwiesen. Die Bestimmung des LDL-HDL-Index kann als geeigneter Indikator zur Beurteilung des Arterioskleroserisikos gewertet werden. Als Richtwert muß ein LDL-Cholesterin über 160 mg% als pathologisch und ein HDL-Cholesterinwert von 35 mg% bei erhöhtem Gesamtcholesterin ebenfalls als pathologisch angesehen werden (Tabelle 8).

Die Empfehlungen der Internationalen Gesellschaft und Föderation für Kardiologie vom Mai 1980 sind für die Lipide die folgenden: Bei einem Plasmacholesteringehalt von 4–4,5 mmol/l (160–180 mg/dl) ist das Risiko einer koronaren Herzerkrankung minimal. Ausgedehnte epidemiologische Untersuchungen haben bei solchen Konzentrationen keine Gesundheitsgefährdung ergeben. Es ist daher anzunehmen, daß ein mittlerer Plasmacholesterinwert von 4–4,5 mmol/l für Erwachsene optimal ist.

Überzeugende Beweise liegen dagegen nunmehr dafür vor, daß eine erhöhte Plasmacholesterinkonzentration einer der ätiologischen Faktoren der Arteriosklerose und ihrer Komplikationen, im besonderen der koronaren Herzkrankheit, ist.

Die meisten Beweismaterialien sprechen dafür, daß die Geschwindigkeit der Entwicklung von Plaques z. T. von der Konzentration des Plasmacholesterins abhängig ist. Bei Patienten mit bereits bestehender koronarer Herzkrankheit sprechen einige, aber nicht alle Untersuchungen dafür, daß der Plasmacholesterinspiegel auch weiterhin ein Risikofaktor für ein Infarktrezidiv ist, wenn auch nicht in dem Maß wie beim ersten Schub.

Das Ergebnismaterial aus kontrollierten Studien, die eine Herabsetzung der Plasmalipide mit dem Ziel einer Sekundärprophylaxe rechtfertigen sollten, ist begrenzt. Dennoch kann die oben stehende Empfehlung aufgrund der Erkenntnis gelten, daß eine Hypercholesterinämie wahrscheinlich eine koronare Herzkrankheit nach Myokardinfarkt weiter verschlimmert; die Empfehlungen sind aber auch aufgrund folgender theoretischer Annahmen gerechtfertigt:

- Das Fortschreiten einer Arteriosklerose kann gehemmt und die Rückbildung einer bestehenden Arterienerkrankung unterstützt werden.
- Die empfohlenen Änderungen hinsichtlich der Zufuhr von Nahrungsfetten (s. u.) können die Thrombosegefährdung herabsetzen.
- Den Verwandten eines Patienten, die bisher noch keine manifeste Arteriosklerose, wohl aber ein erhöhtes Koronarrisiko aufweisen, kann ein erzieherisches Beispiel gegeben werden.

Die Diätvorschriften zur Senkung der Plasmacholesterinwerte in der Bevölkerung lauten:
- Kalorienverringerung bei Adipositas.
- Reduktion der Zufuhr gesättigter Fette auf etwa 10% des energetischen Nahrungswerts und der Cholesterinaufnahme auf weniger als 300 mg per die, bei einem Verhältnis von 0,75 zwischen mehrfach ungesättigten zu gesättigten Fettsäuren.

– Erhöhte Zufuhr von Nahrungsmitteln, die reich an gelantinierenden Faserstoffen, wie z. B. Pektinen, sind.
– Ein erhöhter Proteinanteil mit pflanzlicher Herkunft.

Eine derartige Ernährungsweise ist in Ländern, in denen die koronare Herzkrankheit ungewöhnlich ist, weit verbreitet; es gibt dabei
keine Hinweise auf schädliche Auswirkungen.
Mit dem Ziel einer Verringerung des Risikos der koronaren Herzkrankheit werden diese Diätänderungen als Teil eines umfassenden
Programms zur Reduktion von Risikofaktoren empfohlen. Um eine
möglichst optimale Wirkung zu erreichen, sollten sie während des
ganzen Erwachsenenlebens eingehalten werden. Nach dem vorliegenden Erkenntnisstand können sie als geeignet angesehen werden,
sowohl das primäre Risiko einer koronaren Herzkrankheit zu vermindern, als auch im Sinne der Sekunärprophylaxe beim Myokardinfarkt, bei Angina pectoris und bei symptomlosen ischämischen
EKG-Veränderungen wirksam zu werden. Mit größtem Nachdruck
sollten diese Empfehlungen bei jungen Erwachsenen und beim Fehlen einer manifesten koronaren Herzerkrankung Anwendung finden;
der mögliche Nutzen einer vernünftigen Diätänderung einschließlich
einer Übergewichtsreduktion sollte aber auch Infarktpatienten und
älteren Menschen zugute kommen.
Die Rolle einer medikamentösen hyperlipidämiesenkenden Therapie
im Hinblick auf eine Prophylaxe der koronaren Herzkrankheit ist
noch nicht ausreichend geklärt; überdies müssen mögliche Nebenwirkungen bedacht werden. Die Anwendung ist bei Patienten mit
einer starken Hyperlipidämie und/oder einem erhöhten Risiko vaskulärer oder anderer Komplikationen gerechtfertigt; in Zweifelsfällen ist fachärztlicher Rat einzuholen.

6.1.2 Hypertonie

Das atherogene Risiko steigt mit höheren Blutdruckwerten, und
zwar sowohl im systolischen als auch im diastolischen Druckbereich.
Dabei gibt es keinen kritischen Grenzwert zur Abgrenzung der Normotonie von der Hypertonie, sondern das Risiko ist um so größer, je
höher der Blutdruck ist. Die Beziehung zwischen arteriellem Druck

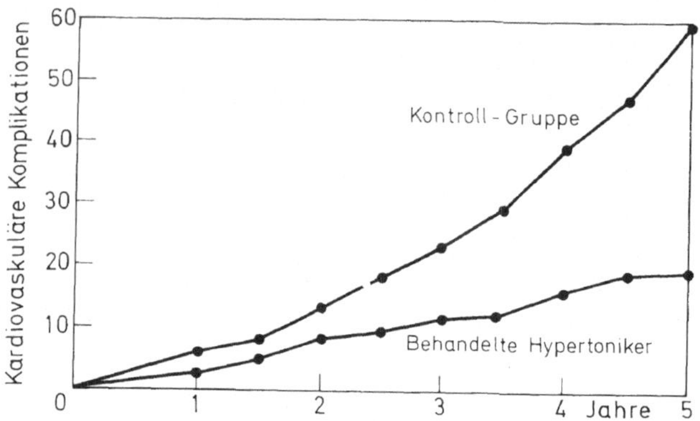

Abb. 16. Risiko kardiovaskuläre Komplikationen bei unbehandelten bzw. behandelten Hypertonikern (n = 380; diastolischer Blutdruck 12,0–15,2 kPA = 90–114 mmHg). (Aus Mörl 1979)

und Todesfolge ist eine quantitative. Je höher der Druck, desto schlechter die Prognose.

Vor 20 Jahren wurde mehr als ein Viertel aller Todesfälle in der BRD auf eine Hypertonie zurückgeführt, nur wenige der Verstorbenen wußten zu Lebzeiten etwas von ihrer Erkrankung. Bereits eine geringe Erhöhung des systolischen und diastolischen Drucks beeinträchtigt die Lebenserwartung. Bei einem diastolischen Blutdruck von 90 mmHg ist die Lebenserwartung für beide Geschlechter und alle Altersgruppen schon erheblich eingeschränkt. Verglichen mit dem normalen Wert für diastolischen Druck von unter 75 mmHg steigt bei Werten von 95–100 mmHg das Risiko auf das Doppelte und bei Werten über 105 mmHg auf das Dreifache an. Die Behandlung der Hypertonie verbessert jedoch eindeutig die Lebenserwartung (Abb. 16).

Die Empfehlungen der Internationalen Gesellschaft und Föderation für Kardiologie für die sekundäre Prävention der koronaren Herzkrankheiten, die in den Grundzügen auch für die primäre Prävention gelten, sind die folgenden (Rose u. Mitarb. 1980):

Die Senkung eines erhöhten Blutdrucks hat bei Patienten, die einen Myokardinfarkt überlebt haben, einen günstigen Einfluß auf die Angina pectoris und die Herzfunktion. Daß die Hochdruckbehandlung bei diesen Patienten auch Rückwirkungen auf die Reinfarkthäufigkeit oder auf die Überlebensdauer hat, ist nicht erwiesen. Gleichwohl rechtfertigen aber unsere Erfahrungen über den Nutzen einer Blutdruckbehandlung in der Gesamtbevölkerung die Behandlung auch der Infarktpatienten. Die Indikation der Hochdrucktherapie sollte sich dabei nach konventionellen Grundsätzen richten.

Vorsicht ist bei der Behandlung hypertoner Patienten angebracht, die eine schlechte linksventrikuläre Funktion haben und bei körperlicher Belastung keinen adäquaten Blutdruckanstieg zeigen. In den meisten Fällen ist eine medikamentöse Behandlung erforderlich, gleiche Bedeutung haben aber auch allgemeine Maßnahmen:
- Gewichtsreduktion bei Adipösen durch Kalorieneinschränkung,
- Einschränkung des Alkoholkonsums,
- Einschränkung der Salzzufuhr,
- ein Programm regelmäßiger täglicher körperlicher Betätigung mäßigen Grades.

Individuelle Unterschiede machen es bisher unmöglich, im Hinblick auf die medikamentöse Behandlung ein starres Schema anzugeben, das auf alle Hochdruckpatienten nach Herzinfarkt anwendbar ist. Alle Arten medikamentöser Therapie haben ihre Nebenwirkungen, Komplikationen und Kontraindikationen; das gilt vor allem für Patienten mit überstandenem Myokardinfarkt. Zwei Komplikationen verdienen einen besonderen Hinweis:
- Betablocker können bei schlechter linksventrikulärer Funktion wegen ihrer kardiodepressiven Wirkung gefährlich sein.
- Diuretika können den Kaliumspiegel, ebenso aber auch das Lipidmuster eines Patienten in ungünstigem Sinn verändern.

Andererseits können Antihypertonika gegen andere Folgen eines Myokardinfarkts indiziert sein. Beispielsweise können Diuretika zur Prophylaxe einer Herzinsuffizienz hilfreich sein. Betablocker können eine Hilfe sein, wenn gleichzeitig eine Angina pectoris oder Arrhythmien bestehen. Bei der Angina pectoris wirkt sich die sympatholytisch kardiodepressive Wirkung der Betablocker günstig aus, während die chinidinartige Komponente dieser Substanzen antiarrhythmische Effekte hat.

Hinweise sprechen dafür, daß eine exzessiv starke Blutdrucksenkung anderweitige kardiovaskuläre Zwischenfälle auslösen kann. Daher gilt die Empfehlung, den Blutdruck auf normale oder fast normale Werte zu senken.

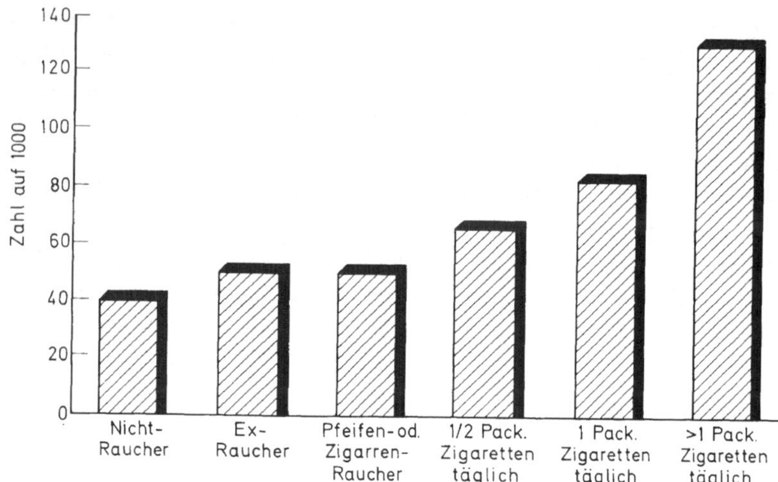

Abb. 17. Anstieg des Herzinfarktrisikos mit steigendem Zigarettenkonsum: Anzahl von Herzinfarkten auf jeweils 1000 Männer im Alter von 30–59 Jahren innerhalb eines 10-Jahres-Beobachtungszeitraums

6.1.3 Zigarettenrauchen

Bei den Zigarettenrauchern läßt sich eine Dosisabhängigkeit der Herzinfarkthäufigkeit von den Rauchgewohnheiten nachweisen (Abb. 17). Mit steigendem Zigarettenkonsum steigt auch die Herzinfarktrate. Interessant ist immerhin die Feststellung, daß ein Ex-raucher hinsichtlich des Herzinfarktrisikos einem Nichtraucher fast gleichgestellt ist,

– sofern er zwei Jahre nicht geraucht hat und

– sofern es während seiner Raucherperiode nicht schon zu Komplikationen gekommen ist.

Erwähnenswert ist auch die auffällige Tatsache, daß das Risiko für Koronartod bei Pfeifen- und Zigarrenrauchern niedriger ist. Das Risiko dieser Gruppe ist so niedrig wie bei Nichtrauchern, sofern weniger als 4 Pfeifen bzw. weniger als 2 Zigarren pro Tag geraucht werden.

Die Empfehlungen der Internationalen Gesellschaft und Föderation für Kardiologie vom Mai 1980 sind für Raucher die folgenden (Rose u. Mitarb. 1980):

Es gibt 7 Studien, die über eine günstige Wirkung des Verzichts auf Rauchen nach einem Myokardinfarkt berichten. Die Ergebnisse dieser Studien variieren in Einzelheiten, sie gestatten aber folgende Schlüsse:

– Die Gefahr eines tödlichen Infarktrezidivs oder eines plötzlichen Todes wird um 20–50% herabgesetzt.
– Die Häufigkeit eines nicht tödlichen Rezidivs kann verringert werden.
– Die günstige Auswirkung des Verzichts zeigt sich vor allem in den ersten 5 Jahren nach einem Myokardinfarkt; der schädliche Effekt des Rauchens ist auch weiterhin dosisabhängig.

Es erscheint geboten, daß die Ärzte allen Patienten mit erwiesener koronarer Herzkrankheit anraten sollten, das Rauchen in jeglicher Form einzustellen.

Ratschläge zur Einstellung des Rauchens:
1. Der Erfolg hängt davon ab, daß die Ärzte und ihre Mitarbeiter selbst als überzeugte und gut informierte Persönlichkeiten auftreten. Diese genannte Personengruppe sollte ihren Ratschlägen dadurch Nachdruck verleihen, daß keiner, der ihr angehört, gegenüber Patienten als Raucher auftritt. Alle mit der ärztlichen Behandlung befaßten Personen sollten in die Beratung über das Rauchen einbezogen werden.
2. Der Rat, das Rauchen einzustellen, muß in der Behandlung gegeben werden.
3. Wichtig ist die Einbeziehung der Ehefrau und der Familie.
4. Zur Vertiefung des ärztlichen Rates, zur Information des Patienten und zur Zeitersparnis für die Ärzte und ihre Mitarbeiter sind zusätzliche Druckschriften und audiovisuelle Hilfsmittel wertvoll.
5. Zur Rückfallprophylaxe ist die Langzeitbeobachtung des Patienten notwendig. Wichtig ist es, das Risiko des Rauchens auch nur einer einzigen Zigarette mit allem Nachdruck zu betonen. Umstände, die die Wiederaufnahme des Rauchens fördern könnten, müssen vermieden werden, zumindest in der besonders schwierigen Abstinzenfrühphase.
6. Die möglichen Nebenwirkungen einer Tabakabstinenz, wie Gewichtszunahme, Entwicklung von Depressionen oder Reizbarkeit, lassen sich durch sorgfältige Beratung vermeiden; nur eine be-

grenzte Anzahl von Patienten bedarf besonderer fachlicher Bemühungen seitens des Arztes, Diättherapeuten oder Psychologen.

6.1.4 Alter und Geschlecht

Der Vollständigkeit halber müßten als Risikofaktoren erster Ordnung noch das Alter und das Geschlecht angeführt werden. Arteriosklerotische Gefäßveränderungen sind fast wie Jahresringe, die das biologische Alter eines Menschen anzeigen können. Ihre Entstehung ist ein lebenslanger Prozeß, der aber nicht zwangsläufig zu einer Komplikation führen muß. Daß der Mensch so alt sei wie seine Gefäße, trifft nur in einer Richtung zu: Der Gefäßstatus ist mitentscheidend für das biologische Alter eines Menschen. Eine geringgradige Arteriosklerose bei alten Menschen ist häufig die Erklärung für deren Vitalität, während umgekehrt schwere arteriosklerotische Durchblutungsstörungen im jugendlichen Alter zu fatalen Komplikationen führen können. Der Risikofaktor Alter ist also insofern von Bedeutung, als die Wahrscheinlichkeit einer atherosklerotischen Komplikation mit zunehmendem Lebensalter zunimmt und durch die hohe Lebenserwartung der zivilisierten Menschheit viele ihre atherosklerotischen Komplikationen noch erleben.
Bis zum 50. Lebensjahr sind Frauen im Vergleich zu den gleichaltrigen Männern ganz eindeutig vor atherosklerotischen Läsionen geschützt. Zurückzuführen ist dieses Phänomen in erster Linie auf die gefäßwandschützende Wirkung der weiblichen Sexualhormone bei intaktem Zyklus. Dieser Schutz kann nach neueren Feststellungen nur durch penetrierende Risikofaktoren wie starkes Zigarettenrauchen durchbrochen werden. Nach dem Einsetzen der Menopause steigt bei den Frauen die Zahl derer, die eine Arteriosklerose haben, signifikant an und erreicht mit dem 70. Lebensjahr das Ausmaß der klinisch an einer Arteriosklerose erkrankten Männer, wobei geschlechtsgebundene lokalisatorische Dominanzen weiterhin bestehen.

6.2 Risikofaktoren zweiter Ordnung

6.2.1 Adipositas

Bei den Risikofaktoren zweiter Ordnung kommt der Adipositas wegen ihrer großen Verbreitung eine besondere Bedeutung zu. Wenn von Übergewicht die Rede ist, muß definiert werden, was denn nun das Normalgewicht ist: Nach der Formel von Broca ist das Normalgewicht in Kilogramm zu ermitteln aus der Körpergröße in Zentimetern minus 100. Dies ergibt für einen Mann von 180 cm ein Normalgewicht von 80 kg. Das eigentlich anzustrebende Idealgewicht beträgt Normalgewicht minus 10%, in diesem Falle also 72 kg. Aus Statistiken von Lebensversicherungen ist bekannt, daß mit zunehmendem Übergewicht eine zunehmende Übersterblichkeit einhergeht. Mit zunehmendem Körpergewicht steigt der Blutdruck an. Dies erklärt wohl auch die Wirkungsweise des Risikofaktors Übergewicht. In Deutschland ist in diesem Zusammenhang die jetzige Häufigkeit der Infarkte im Vergleich zu der ausgesprochenen Seltenheit in den Kriegs- und Nachkriegsjahren besonders eindrucksvoll. Das hat u. a. Schettler mehrfach aufzeigen können (s. Schettler 1961), außerdem auch die Zunahme tödlicher Myokardinfarkte in der sog. Wiederauffütterungsperiode bei Heimkehrern. Anhand von eigenen Erfahrungen, u. a. an Magenresezierten, ließ sich nachweisen, daß mit zunehmendem Körpergewicht die Schwere der Koronarsklerose und damit die Häufigkeit des Myokardinfarkts ansteigt (Mörl u. Falkner 1965, Mörl u. Venzmer 1966). Bei Untersuchungen des Körpergewichts und der Konstitution bei 649 akut-tödlichen Fällen von Myokardinfarkt ergab sich ein gehäuftes Zusammentreffen von Übergewicht und Infarkt beim weiblichen Geschlecht, während es beim männlichen nicht mit hinreichender statistischer Sicherheit zutraf. Ein Unterschiedsgrad aber lag insofern vor, als normal- und übergewichtige Männer ihren Myokardinfarktgipfel um 10 Jahre früher hatten. Bei den Konstitutionstypen überwiegt bei beiden Geschlechtern, vorwiegend aber wieder bei den Frauen, der pyknische Typ. Adipositas und Hypertension besitzen bei beiden Geschlechtern eine positive Syntropie.
In Fortsetzung dieser Untersuchungen wurden bei 612 Magenresezierten Schweregrad der Koronarsklerose und Häufigkeit des Myo-

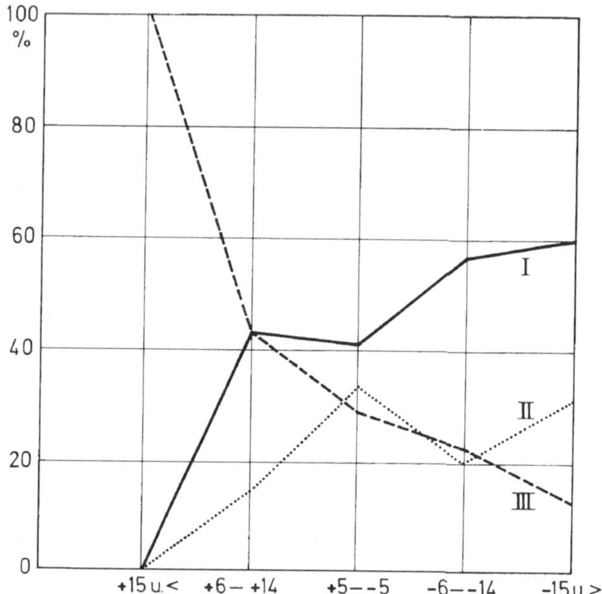

Abb. 18. Relation der Schwere *(I–III)* der Koronarsklerose zum Körpergewicht. (Nach Mörl u. Venzmer 1966; aus Mörl 1979)

kardinfarkts festgestellt. Daraus ergab sich, daß die höheren Grade der Koronarsklerose seltener nachweisbar waren, wenn die Magenresektion vor dem 50. Lebensjahr vorgenommen worden war. Das Auftreten der Koronarsklerose ist bei den vor mehr als 10 Jahren Operierten um ca. 10 Jahre verzögert. Deshalb fand sich auch der tödliche Myokardinfarkt mit 2,77% um wesentlich mehr als die Hälfte seltener als im gesamten Sektionsgut dieses Zeitraums (6,34%). Gleichermaßen ist sein Häufigkeitszuwachs in dem untersuchten Zeitraum ausgeblieben. Die Beziehungen zwischen Koronarsklerose und Körpergewicht veranschaulicht Abb. 18. Daraus geht hervor, daß der schwerste Grad der Koronarsklerose mit abnehmendem Broca-Index von 100 bis auf 11% zurückgeht. Das trifft für beide Geschlechter zu, desgleichen für die allgemeine Atherosklerose. Abbildung 19 zeigt das gehäufte Auftreten des Myokardinfarkts bei den Übergewichtigen, während zunehmendes Untergewicht ihn seltener werden läßt. Es ist somit der Schluß gerechtfertigt,

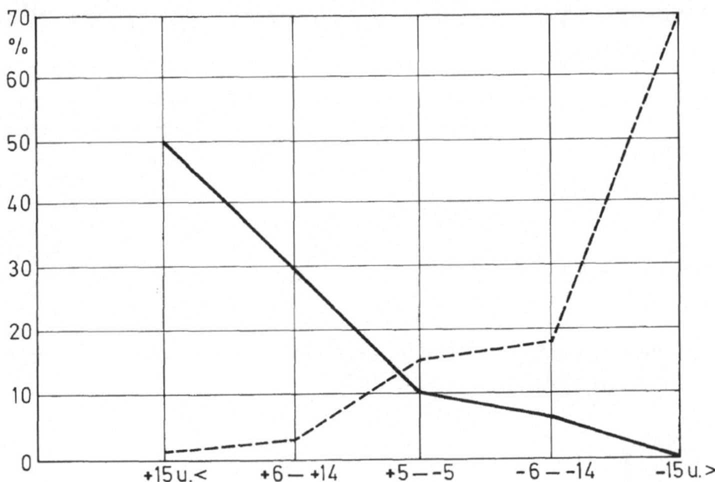

Abb. 19. Darstellung der Anzahl der Infarkte in Beziehung zur Häufigkeit in den einzelnen Gewichtsgruppen. ———: Myokardinfarkte in %; - - - - - -: Fallzahl in %. (Nach Mörl u. Venzmer 1966; aus Mörl 1979)

daß das Untergewicht – wie es für Magenresezierte typisch ist – einen gewissen Schutz vor Koronarsklerose und Myokardinfarkt bietet. Ein Grund für den Schutz dürfte neben der Ernährung auch in dem bei Untergewichtigen weitaus häufiger auftretenden niedrigen Blutdruck zu sehen sein.

6.2.2 Bewegungsmangel

Der Bewegungsmangel ist als Einzelfaktor schwer zu bewerten, da er häufig mit anderen Risikofaktoren, besonders mit zunehmendem Alter, kombiniert ist. Richtiger wäre wohl, den Bewegungsmangel als Risikofaktor so aufzufassen, daß hier die protektiven Faktoren der muskulären Arbeit wegfallen. Körperliche Aktivität hilft Übergewicht abbauen, beeinflußt den Plasmalipid- und Blutzuckerspiegel und senkt (individuell unterschiedlich) den Blutdruck (Tabelle 9 a, b und 10). Es kommt zu einer Ökonomisierung der Herzarbeit, zu einer Hemmung der Katecholaminfreisetzung und zu einem Anstieg der Serum-HDL-Konzentration. Diese Auswirkungen fallen bei

Tabelle 9a. Lipoproteine bei Sportlern. (Nach Wood u. Mitarb. 1976)

	Alter	Triglyceride	Gesamt-Cholesterin	LDL	HDL
Sportler n = 41	47	70	200	125	64
Kontrollen n = 147	47	146	210	139	43

Tabelle 9b. Lipoprotein-Cholesterin bei trainierten und untrainierten Probanden. (Aus Diehm u. Mitarb. 1980)

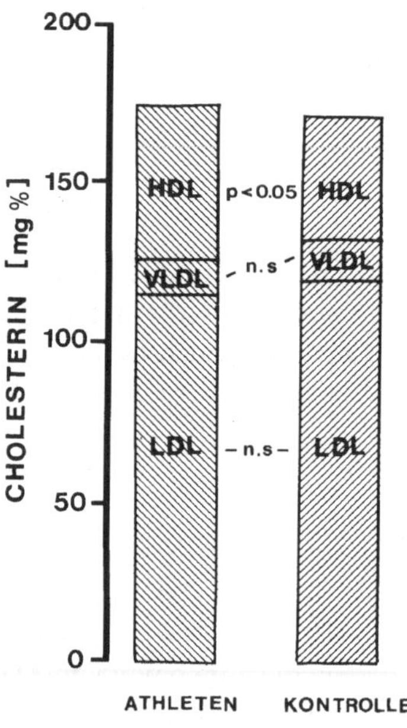

Bewegungsmangel weg und machen diesen zu einem Risikofaktor. Nicht zu vergessen ist die Verbesserung der Motivation für ein gesünderes Leben durch körperliche Aktivität, Bewegung und Sport. Zusammenfassend werden folgende protektive Effekte der körperlichen Aktivität diskutiert:

1. eine verbesserte Vaskularisation des Herzens,
2. ein Schutz vor Rhythmusstörungen,
3. eine verbesserte kardiovaskuläre und myokardiale Leistungsfähigkeit,
4. bessere Gerinnungsparameter,
5. Beeinflussung etablierter koronarer Risikofaktoren .

Tabelle 10. Körperliche Leistungsfähigkeit und Risikofaktoren. Die mit * bezeichneten Werte sind signifikant höher als die betreffenden Werte der letzten Zeile, also der Versuchspersonen mit ausgezeichneter Leistungsfähigkeit. (Nach Cooper u. Mitarb. 1976)

Leistungsfähigkeit	Chole-sterin	Trigly-ceride	Blut-zucker	Harn-säure	Systol. RR	Körper-fett
Sehr schlecht	230*	117*	111*	6,7*	128*	26%
Schlecht	233*	164*	107*	6,8*	125	25%
Ordentlich	227	139*	106	6,7*	124	24%
Gut	225	119	105	6,5	123	22%
Ausgezeichnet	221	98	103	6,4	123	21%

6.2.3 Diabetes mellitus

Die atherogene Rolle des Diabetes mellitus als einer echten Volkskrankheit (ca. 6% der Gesamtbevölkerung) ist nicht nur für die Mikroangiopathie, sondern auch für die Makroangiopathie bewiesen. Diese ist gegenüber gleichaltrigen Nichtdiabetikern verstärkt und um 10 Jahre früher ausgeprägt. Deshalb ist ein rechtzeitiges Erkennen und eine gute Stoffwechselführung eine unbedingte Conditio sine qua non bezüglich der Spätkomplikationen des Diabetes.

6.2.4 Psychosozialer Streß

Dem Risikofaktor psychosozialer Streß kann mitunter eine Bedeutung als auslösender Faktor bei einer vorliegenden schweren organischen arteriosklerotischen Erkrankung der Koronarien nicht abgesprochen werden, jedoch sind bis heute keine eindeutigen qualitativen und quantitativen Erfassungsmöglichkeiten vorhanden, womit der Stellenwert weiterhin umstritten bleibt.

6.2.5 Ovulationshemmer

Die Ovulationshemmer müssen als Risikofaktoren zweiter Ordnung angesehen werden. Aus einer groß angelegten, über 10 Jahre gehenden Studie in England ergab sich eindeutig, daß nach 2- bis 5jähriger Pilleneinnahme die Herz-Kreislauf-Todesfälle fünfmal höher waren als in der gleichaltrigen Kontrollgruppe, daß bei 5jähriger Pilleneinnahme ohne Unterbrechung die Morbiditätsrate auf das Zehnfache anstieg und die Gesamtmortalität bei Frauen, die jemals die Pille eingenommen haben, 40% höher war als in der Kontrollgruppe. Deshalb wird eine strengere Indikation für die Verordnung gefordert.

Die Einnahme von oralen Kontrazeptiva erhöht nach neuesten Feststellungen das Risiko eines tödlichen Myokardinfarkts auf etwa das Dreifache. Wenn das basale Risiko einer Frau niedrig ist, wird diese dreifache Erhöhung nur von geringer Bedeutung sein; ist es aber hoch, bedingt das gleiche Risiko einen wesentlich größeren absoluten Anstieg. Wenn zusätzliche Risikofaktoren vorhanden sind, läßt sich abschätzen, daß die Einnahme oraler Kontrazeptiva einen tödlichen Myokardinfarkt verursacht:

– bei einer von 400 die Pille einnehmenden Frauen im Altersbereich 30–39 Jahre und

– bei einer von 160 Frauen im Altersbereich 40–44 Jahre.

Daraus ergibt sich insbesondere die Schlußfolgerung, daß orale Kontrazeptiva, deren Östrogenanteil über 50 µg liegt, nicht mehr benutzt werden dürfen. Außerdem gibt es Gründe für die Empfehlung, den Progestagenanteil so niedrig wie möglich zu halten (Rose 1981).

6.2.6 Weitere Risikofaktoren

Neben der Hyperurikämie sind noch u. a. wiederholte Gefäßwand-
schädigungen durch Immunkomplexe im Rahmen von Infekten in
Betracht zu ziehen. Möglicherweise können auch noch weitere Faktoren, wie z. B. die Wasserhärte, eine Rolle spielen.
In der BRD ist jeder 2. Einwohner ein Raucher, jeder 3. ist überge-
wichtig, jeder 6. leidet an einem arteriellen Hochdruck, jeder 7. hat
erhöhte Blutfettwerte, jeder 20. Mann ist gichtkrank und jeder 30. ist
Diabetiker. Zusammengefaßt bedeutet dies, daß fast auf jeden Einwohner ein Risikofaktor kommt.
Diese Situation zwingt zur Formulierung einer neuen Strategie gegenüber der Arteriosklerose!

7 Pathophysiologie der koronaren Herzkrankheit

Ein Mißverhältnis von Sauerstoffzufuhr und Sauerstoffbedarf kennzeichnet die Koronarinsuffizienz und ist damit das pathophysiologische Substrat der koronaren Herzkrankheit. Primär sind für das Sauerstoffdefizit in erster Linie stenosierende Prozesse unter Beteiligung der epikardialen Koronararterienstämme verantwortlich. Dabei stellt die Arteriosklerose das hauptsächliche Grundleiden dar: Aus Tierversuchen weiß man, daß eine Stenose mehr als 70% des Gefäßlumens betreffen muß, ehe sie unter Ruhebedingungen hämodynamisch wirksam wird, d. h. ehe der Druck poststenotisch abfällt und es damit zu einem Sauerstoffdefizit kommt. Unter Belastung kommt es natürlich schon bei einer Gefäßeinengung geringeren Grades zur funktionellen Einschränkung der Hämodynamik.

Sind mehrere Stenosen hintereinander angeordnet, dann kommt es zu einer fortschreitenden Abnahme des Perfusionsdrucks. Ferner korreliert die Länge der Stenosen mit dem poststenotischen Druckabfall. Je größer die Stenose ist, um so höher ist der Strömungswiderstand im Koronargefäßsystem und um so geringer die Koronardurchblutung. Auch präkoronare Versorgungsinsuffizienzen (Hypoxie, Anämie, Schock und CO-Intoxikation) und postkoronare Versorgungsinsuffizienzen (unspezifische Mesenchymreaktionen) spielen als Ursache für die Myokardhypoxie eine differentialdiagnostische Rolle.

Der Angina-pectoris-Anfall entsteht auf dem Boden einer solchen eingeschränkten Anpassungsmöglichkeit und somit koronaren Versorgungsinsuffizienz. Es kommt zu einem massiven Mißverhältnis zwischen Sauerstoffbedarf und Sauerstoffversorgung. Im koronarvenösen Blut steigt der Laktatgehalt deutlich an.

Durch das Mißverhältnis zwischen O_2-Bedarf und O_2-Zufuhr kommt es zu einer Circulus vitiosus. Der O_2-Mangel führt zu einer weiteren Erhöung des zentralen Sympathikotonus. Daraus resultiert eine weitere Zunahme der Herzfrequenz, der Kontraktionsgeschwindigkeit und oft auch der Blutdrucksteigerung. Herzarbeit und Sauerstoffverbrauch steigen sprunghaft an und damit wird der Sauerstoffmangel noch größer. Zu Beginn des Angina-pectoris-Anfalls ist die Sauerstoffversorgung nur in bestimmten Abschnitten des Herzmuskels unzureichend. Im weiteren Verlauf kann aber der gesamte linke Ventrikel davon betroffen werden. Die Folge dieses extremen Sauerstoffmangels führt zu einer regionalen oder auch totalen Kontraktionsschwäche des Herzmuskels. Dadurch wird der Kontraktionsablauf verzögert, der diastolische Ventrikeldruck vergrößert und somit der Koronarwiderstand erhöht. Dieser Mechanismus ist für die daraus resultierende Minderdurchblutung der endokardialen Bezirke verantwortlich. Die diastolische Druckerhöhung bedingt eine größere Vordehnung des nicht ischämischen Herzanteils. Es kommt dadurch zu einer Zunahme der Faserverkürzung, d. h. der aus diesem Bereich resultierende Schlagvolumenanteil wird größer. Die hämodynamischen Folgen der Koronarinsuffizienz drücken sich somit als kontraktile Insuffizienz des linken Ventrikels aus. Dabei kommt es zur Erhöhung der Pulmonalarteriendrücke, zur Erhöhung des zentralvenösen Drucks, zur Erhöhung des linksventrikulären enddiastolischen Drucks, zur reflektorischen Zunahme der Herzfrequenz und zur reflektorischen Überhöhung des arteriellen Blutdrucks sowie zur Abnahme des Schlagvolumens.

Als häufigstes Begleitsymptom der koronaren Herzkrankheit sind *Rhythmusstörungen* zu nennen, welche durch die Myokardhypoxie und die Überdehnung der Herzhöhlen verursacht werden. Die Bedeutung dieser Rhythmusstörungen reicht von einer harmlosen Belästigung des Patienten bis zur ernsten Gefahr für das Leben und zwar als auslösender Faktor des plötzlichen Herztods. Der plötzliche Tod ist mit 50–66% eine der häufigsten Todesursachen bei Patienten mit koronarer Herzkrankheit, davon wiederum bei einem Viertel bis einem Drittel als Erstmanifestation, also bei Personen mit bis dahin stummer koronarer Herzkrankheit.

Die an plötzlichem Tod verstorbenen Patienten mit koronarer Herzkrankheit haben in der Regel zwei oder drei Gefäßerkrankungen mit beträchtlicher Funktionsbehinderung des Myokards.

7.1 Anastomosen und Kollateralen

Die Erweiterung ventrikulokoronarer Verbindungen dient bei fortschreitender Koronarsklerose der Ausgleichsversorgung des Herzmuskels. Darüber hinaus ist eine Kompensation von Gefäßverschlüssen möglich über extrakardiale, homo- und interkoronare Anastomosen, wobei die Koronarversorgungstypen Beachtung verdienen müssen. Dies ist ein Grund dafür, daß bei gleichem Grad der Koronarsklerose differente Auswirkungen am Herzmuskel bestehen können. Jedem einmal pathologisch-anatomisch tätig Gewesenen ist die Unterschiedlichkeit in der Stärke der Koronarsklerose und der Häufigkeit der Folgeerscheinungen am Herzmuskel geläufig, wenngleich insgesamt die Schwere der Sklerose der Koronarien mit der Häufigkeit der Ausdehnung der Infarkte gut korreliert. Lichtlen (1973) konnte in einem Beobachtungszeitraum von 33 Monaten eine Gesamtmortalität von cirka 20% bei 231 Koronarpatienten feststellen. Dabei zeigte sich eine direkte Beziehung zwischen der Ausdehnung der Krankheit bzw. der Zahl der betroffenen Äste und der Mortalität; bei Befall aller drei Hauptstämme betrug die Sterblichkeit 34%, bei Befall von zwei Stämmen 18% und bei Befall eines einzigen Stammes 10%. Baroldi (1972) hat hierzu grundlegende Arbeit geleistet, indem er nachweisen konnte, daß die Kollateralen bei der koronaren Herzkrankheit eine weitaus wichtigere Rolle spielen als man bisher angenommen hat. Die seit Conheim bestehende Annahme, die Koronararterien seien Endarterien, hat sich nicht aufrecht erhalten lassen. Aufgrund von plastischen Ausgüssen des Gefäßbaums konnte Baroldi nachweisen:

1. Jeder intramurale Ast ist an verschiedenen Punkten seines Verlaufs mit den benachbarten durch zahlreiche wohlkalibrierte Anastomosen (von unter 20 bis zu 350 µm Kaliber) verbunden.

2. Es kommt zu einer beträchtlichen Kalibererweiterung der Kollateralen bei kardialer Hypertrophie (bis zu 500 µm), bei chronischer Hypoxie, z. B. bei chronischer Anämie (bis zu 650 µm) und vor allem bei Koronarverschlüssen (bis zu 2000 µm) mit einem Anwachsen, das offensichtlich proportional zum Grad und zur Zahl der Verschlüsse verläuft. In seinem Material war in 44% der Fälle mit einem oder mehreren Verschlüssen und in 88% mit einer oder

mehreren schweren Koronarstenosen ein Infarkt – oder wenigstens eine Myokardnarbe vom Ausmaß einer Koronarläsion – histologisch nicht verifizierbar, woraus er den Schluß zieht, daß zumindest in diesen Fällen die erweiterten Anastomosen den myokardialen Bedarf funktionell zu decken imstande waren. Dies ist bekanntlich eine recht häufige Feststellung bei der koronaren Herzkrankheit.

3. Zum akuten Infarkt kommt es jedoch auch bei Vorhandensein derselben Koronarerweiterung, die fähig ist, eine Koagulationsnekrose in einer großen Zahl von Fällen zu verhindern. Insofern kann ein menschlicher Infarkt per se nicht als ein Beweis für das Fehlen einer ausreichenden Kollateralenfunktion gewertet werden, und er kann auch nicht mit einem experimentellen Infarkt verglichen werden, der auf einen akuten Verschluß einer normalen Arterie mit normalen Anastomosen zurückgeht.

In zwei weiteren Untersuchungsserien konnte Baroldi außerdem nachweisen, daß beim Menschen der so häufig angenommene akute Verschluß tatsächlich nicht vorhanden ist, da auch er nur in 47 bzw. in 38% der Fälle einen verschließenden Koronarthrombus in der versorgenden Hauptarterie fand. Darüber hinaus stand in der Hälfte der Fälle, in denen ein Thrombus vorlag, dessen histologisches Alter in keiner Beziehung zu dem der myokardialen Nekrose.
In Verbindung mit der Tatsache, daß in allen Fällen von akutem Infarkt und plötzlichem koronarem Tod ein stark ausgeweitetes Kollateralensystem an den plastischen Ausgüssen beobachtet werden konnte, bedeutet diese Feststellung, daß eine ausgeprägte stumme Stenose schon längst existiert haben mußte, aber wegen der Kompensation durch die Kollateralen klinisch nicht in Erscheinung trat und der vollständige Verschluß einer solchen Stenose für die Herzmuskelfunktion mitunter wenig, wenn überhaupt, von Belang ist.
Hierin dürfte auch ein Grund dafür liegen, daß bei gleichem Grad der Koronarsklerose graduell unterschiedliche Auswirkungen am Herzmuskel bestehen können. Jedem pathologisch-anatomisch Tätigen ist dieses Mißverhältnis von Schwere der Koronarsklerose und deren Auswirkungen am Herzmuskel in gewissen Fällen hinreichend geläufig.

Wenn auch bei einem Myokardinfarkt größtenteils schwere arteriosklerotische Veränderungen der zuführenden Koronararterie nachweisbar sind, so überrascht doch immer wieder, daß oft bei nahezu völlig obliterierten Koronararterien keine Folgeerscheinungen in ihrem Versorgungsbereich nachweisbar sind.

Gelegentlich sehen wir aber andererseits eine nur geringe Atherosklerose mit frischen quellenden Beeten, die ausgedehnte Infarkte zur Folge haben können. Dies hängt sicherlich in erster Linie vom zeitlichen Ablauf ab. Je langsamer sich eine Koronarsklerose entwickkelt, um so ausgiebiger kann sich eine Kollateralversorgung ausbilden, die bei völligem späteren Verschluß der Hauptarterie eine Nekrose des Herzmuskel verhindern kann. Dabei spielt das Ausmaß der Beteiligung der Endstrombahn an der allgemeinen Atherosklerose eine entscheidende Rolle (Mörl 1971). Aus diesem Grund ist u. a. die Herzmuskelinfarzierung bei Diabetikern häufiger und außerdem öfter klinisch stumm, bedingt durch chronisch progrediente stenosierende Prozesse in den großen und kleinen Koronararterien. Vordergründig ist beim Diabetes mellitus die periphere Störung (Capillaropathia diabetica) mit Verlängerung der Transitstrecke.

Eine koronare Minderdurchblutung steht nahezu immer am Anfang. Die Starterrolle der Mangeldurchblutung ist unumgänglich notwendig, ohne sie gibt es die biochemische Kettenreaktion so gut wie nicht. In diesem Zusammenhang ist es nochmals notwendig, darauf hinzuweisen, daß Myokardnekrosen und Myokardinfarkt scharf zu trennen sind. Wir sind uns mit Doerr (1973) einig in der Frage, daß Innenschichtschäden keine Infarkte sind, daß der Infarkt durch eine Zone der kompakten, zentral gelegenen Nekrose gekennzeichnet ist, daß die Einzelfasernekrose als morphologisches Phänomen kein Infarkt, auch nicht ein Mikroinfarkt ist. Die „ideale" Einzelfasernekrose ist eine – wie Doerr (1973) dies nennt – „elektive Parenchymnekrose" und kein Infarkt. Die experimentell, vor allem von Seyle (1960), erzeugten Nekrosen sind mit dem menschlichen Infarkt nicht vergleichbar.

Baroldi (1972) selbst leugnet mit seinen eigenen Feststellungen nicht die Rolle der Koronarsklerose für den Myokardinfarkt und stellt dadurch ebenfalls die „myokardiale Theorie" in Frage. Gerade mit dieser Feststellung wird die Brücke zur „Stenosetherapie" geschlagen, für die über die gesicherten pathologisch-anatomischen Kenntnisse und klinischen Erfahrungen hinaus heute die Erfolge bei chirurgischer Beseitigung einer hochgradigen Stenose der beste Beweis für die Richtigkeit der sog. „Koronartheorie" darstellen.

7.2 Stoffwechselveränderungen

Bei den Stoffwechselabläufen der Herzmuskelzellen ist eine besonders hohe Intensität erkennbar, die nicht nur durch das Mitochondrien-Myofibrillen-Verhältnis, sondern auch durch die hohen Aktivitäten von Fermenten des Zitronensäurezyklus, von Zytochromen und Myoglobin an der Zellatmung deutlich wird.

Die Deckung des Energiebedarfs des Herzens erfolgt ausschließlich über die oxydative Phosphorylierung aus dem intermediären Stoffwechsel, aus dem für die Erhaltung und spezifische Funktion der Zellen notwendigen energiereichen Phosphate hervorgehen. Die Vielzahl und Intensität sauerstoffverbrauchender Prozesse erklärt die große Anfälligkeit des Herzens bei einer Störung der Durchblutung. Auf die komplizierten Stoffwechselvorgänge soll hier nicht im einzelnen eingegangen werden.

Der Schmerz beim Myokardinfarkt entsteht nach unserem heutigen Wissen im Herzmuskel selbst. Der den Schmerz auslösende Reiz steht noch nicht sicher fest, doch hat die Annahme, daß es sich um einen chemischen Reiz handelt, der direkt oder indirekt mit einem Sauerstoffmangel des Muskelgewebes zusammenhängt, die größte Wahrscheinlichkeit. Als die Schmerzrezeptoren stimulierende Substanzen sind bekannt: K^+, 5-Hydroxytryptamon (Serotonin) der Erythrozyten, ein kationisches Protein aus Lysosomen polymorphkerniger Leukozyten, Lysophosphatidyläthanolamin der Haut und das Histamin der Mastzellen. Zusätzlich enthalten Plasma und extrazelluläre Exsudate einen Proteinkomplex, aus dem Plasmakinine gebildet werden können, die ebenfalls zur Schmerzerzeugung beitragen. Warum die Rezeptoren auf den chemischen Reiz der hypoxisch entstandenen Stoffwechselprodukte reagieren und nicht auf Direkttraumatisierung, ist unklar. Es ist weiterhin noch ungeklärt, ob der wirkliche, den Schmerz auslösende Reiz in dem relativen oder absoluten Sauerstoffmangel an sich begründet liegt oder ob er durch die Anhäufung von Stoffwechselprodukten bedingt ist, die durch die Stagnation der Blutströmung verursacht wird.

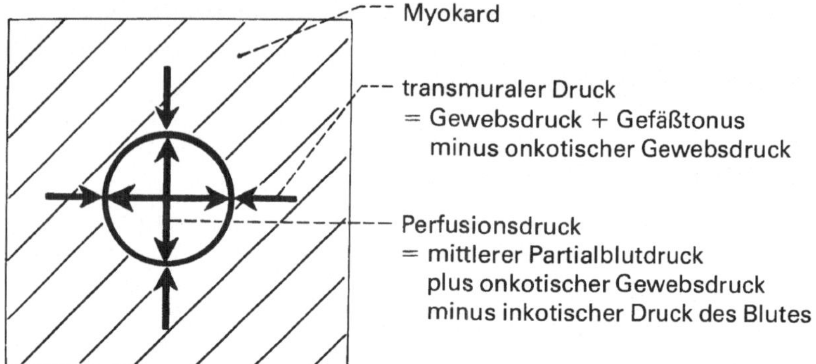

Abb. 20. Schematische Darstellung der Zirkulationsverhältnisse unter normalen Bedingungen. (Aus Mörl 1975)

7.3 Entstehung des Myokardinfarkts

Die Entstehung eines Herzmuskelinfarkts stellt man sich heute folgendermaßen vor: Bei eingeschränkter lokaler metabolischer Koronarregulation durch eine Koronarsklerose führt eine akute Zunahme der myokardialen Komponente des koronaren Widerstands zu einer lokalen Gewebshypoxie. Dabei wird von uns dem kritischen Verschlußdruck eine besondere Bedeutung beigemessen (s. schematische Darstellungen, Abb. 20). Da während der Systole die Durchblutung am kontrahierten Ventrikel besonders gedrosselt ist, wird die Höhe des diastolischen Drucks entscheidend. Sinkt der Perfusionsdruck unter den kritischen Wert, resultiert je nach Geschwindigkeit der Gefäßeinengung der „critical closing pressure". Gleichzeitig entwickelt sich über eine Erythrozytenaggregation und die dadurch bedingte Erhöhung der „Strukturviskosität" ein erhebliches Strömungshindernis, dessen Beseitigung einen gesteigerten Anschubdruck (critical opening pressure) erfordert. Übersteigt der kapilläre Filtrationsdruck den kapillaren Resorptionsdruck, so entsteht das durch die Stase ausgelöste perivaskuläre Ödem. Der intravasale Flüssigkeitsverlust erhöht im Gefäß den onkotischen Druck, der im Verein mit dem perivaskulären Ödem die mikrozirkulatorische Situation in Richtung „critical closing pressure" weiterhin verschlechtert. Der

60

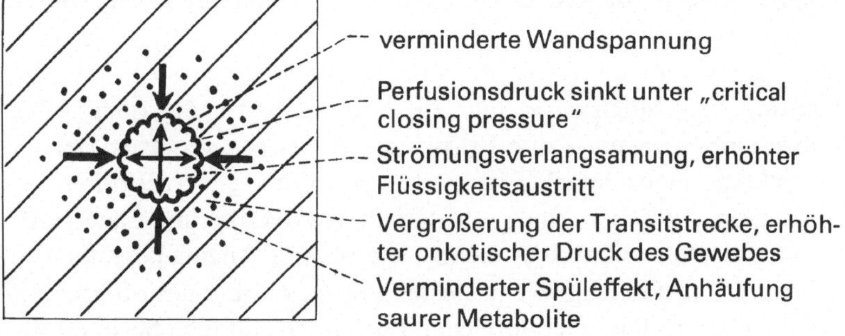

Abb. 21. Schematische Darstellung der Zirkulationsverhältnisse bei Angina pectoris. (Aus Mörl 1975)

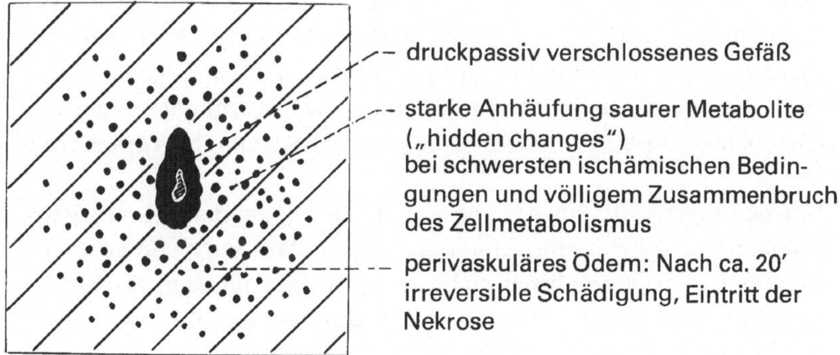

Abb. 22. Schematische Darstellung der Zirkulationsverhältnisse unter schwersten, länger anhaltenden ischämischen Bedingungen. (Aus Mörl 1975)

verminderte Spüleffekt wirkt sich während der nun weitgehend hypoxämischen Herzarbeit in einer lokalen Ansammlung „saurer Metabolite" aus, die die eigentlichen Schmerzstoffe darstellen dürften (Abb. 21). Die Folge dieser Abtransportschwäche ist ein noch ausgeprägteres perivaskuläres Ödem, völlige lokale Blockierung der Mikrozirkulation, Zellübersäuerung, Elektrolytstörungen, Kontraktionsinsuffizienz und letztlich Ausbildung einer Nekrose (Abb. 22). Nach den Erfahrungen beim peripheren Gefäßverschluß müßte die Schmerzlokalisation besonders in den pränekrotischen Randzonen lokalisiert sein. In den unmittelbar betroffenen Myokardbezirken kommt es zum Zerfall des Phosphorkreatinins, zur Glykolyse, zu Funktionsstörungen des Myokards, zur Azidose, vor allem mit Anhäufung von Milchsäure, und zu einer Erniedrigung oder – bei schweren Störungen – zum Erlöschen des Energieumsatzes. Bei der Ausbildung eines Infarkts ist in den betroffenen Herzbezirken die Diskrepanz zwischen Energiebedarf des Myokards und Sauerstoffversorgung so groß, daß es nicht – wie bei der Angina pectoris – zu einer neuen Gleichgewichtseinstellung des Energiestoffwechsels kommen kann. Die energiereichen Phosphate zerfallen bis unter die Grenze der Wiederbelebbarkeit des Myokards.

Dabei sollen dem lokalen Anstieg der Kalium- und Wasserstoffionenkonzentration, Magnesiummangelzuständen sowie der intrazellulären Azidose aufgrund intrazellulärer pH-Verschiebungen wie auch einer Steigerung des transmembranären Kalziumioneninfluxes von Bedeutung sein. Die neuerdings mitunter geäußerten Ansichten, daß die metabolischen Veränderungen primär myokardiogener Natur sind, werden für das Gros der Infarkte nicht als primär sondern im folgerichtigen pathogenetischen Ablauf als sekundäre Veränderungen angesehen.

Für den behandelnden Arzt ist wichtig zu wissen, daß Schmerzempfindung und Schmerzentstehung, also Krankheitsherd und Schmerzlokalisation, topographisch nicht identisch sein müssen. Nach eigenen Untersuchungen spielt die topographische Lokalisation der Infarkte für die Schmerzlosigkeit in einer bestimmten Anzahl von Fällen keine Rolle. Die Annahme schmerzfreier, „stummer" Zonen im Herzmuskel zur Erklärung unbemerkt verlaufender Myokardinfarkte ist bei gleicher Lokalisation stummer und klinisch manifester Infarkte als nicht zutreffend zu bezeichnen. Die Ursachen für die Schmerzlosigkeit eines gewissen Prozentsatzes von Infarkten sind noch nicht endgültig geklärt. Eine Erklärungsmöglichkeit ist, daß es bei starkem Blutdruckabfall einerseits und guten venösen Abflußverhältnissen andererseits es zu keiner Druckerhöhung in den Koronarien kommen kann und somit nicht zu einem Gefäßdehnungsschmerz.

Aufgrund der höheren Anzahl von „stummen" Myokardinfarkten im Alter, bei Diabetikern und bei chronisch-progredienter allgemeiner Arteriosklerose ist anzunehmen, daß der chronische Sauerstoffmangel im Gefolge zunehmender Koronarsklerose auch eine Beeinträchtigung der sensiblen Nervenendigungen bewirkt. Dafür spricht auch das gehäufte Auftreten des „stummen" Infarkts bei Herzinsuffizienz. Daneben sind sicherlich die psychische Struktur und die individuell varriierende Schmerzperzeption von Bedeutung, wobei bei gleichzeitig vorliegender Zerebralsklerose eine verringerte Schmerzregistrierung und -verarbeitung vorliegen dürfte.

8 Klinische Symptomatik der koronaren Herzkrankheit

Das Mißverhältnis zwischen dem Blutbedarf und dem eingeschränkten Angebot aufgrund einer einengenden Koronarsklerose äußert sich typischerweise in einem retrosternalen Schmerz bei körperlicher Betätigung. Eine psychische Belastung fungiert demgegenüber nicht so häufig als auslösendes Moment. Weiterhin kann ein Angina-pectoris-Anfall provoziert werden durch das Einatmen kalter Luft im Winter. Häufig treten pektanginöse Beschwerden in den frühen Morgenstunden auf, da in der vagotonen Phase der relative Puls- und Blutdruckabfall genügt, um die kritische Schwelle der Koronarperfusion zu erreichen.

Gewöhnlich dauert ein Angina-pectoris-Anfall nur eine oder wenige Minuten. Ist eine Zunahme des Schmerzes bei Belastung zu verzeichnen, so wird er als beklemmend, krampfend, bohrend, brennend oder drückend beschrieben. In der Regel tritt nach Nitroglyzeringabe innerhalb 1 min ein Verschwinden des Schmerzes ein. Elektrokardiographisch ist nur im Anfall eine ST-Senkung nachweisbar. Ein Enzymanstieg fehlt, er ist höchstens bei schweren Anfällen in geringem Maße vorhanden. Jeder mehr als 20 min anhaltende, kontinuierliche unerträgliche, mit Vernichtungsgefühl und Todesangst verbundene Schmerzzustand im Thoraxraum mit Ausstrahlung in die Arme, in das Abdomen, in die Schultern oder in den Hals ist als ein Myokardinfarkt aufzufassen und sollte umgehend stationär eingewiesen werden, auch wenn sich ein solcher später nicht verifizieren lassen sollte. Ein wichtiger Hinweis ist darüber hinaus der negative Nitroglyzerineffekt.

Der organische Herzschmerz wird im Regelfall mit der ganzen Hand diffus im Brustraum bezeichnet, während der funktionelle punktförmig, zumeist an der Herzspitze, angegeben wird. Während der koro-

Entscheidungszeit = Entschluß des Patienten, den Arzt zu rufen (in Heidelberg bei der Hälfte der Patienten: ¹/₂ Stunde).

Das Eintreffen des Arztes erfolgt im Durchschnitt ¹/₂ Stunde später.

Reihenfolge der Symptomatik bei typisch verlaufenden Infarkten
- Brustschmerz
- Dyspnoe
- Todesangst
- Schweißausbruch
- Kollaps
- Schwindel
- Diarrhö
- Allgemeine Mattigkeit

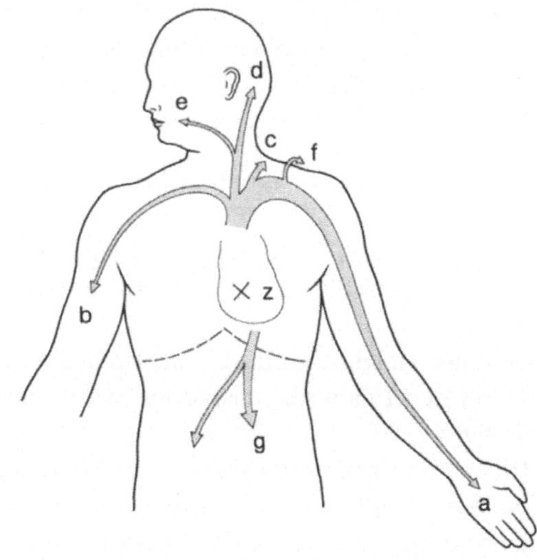

Abb. 23. Hauptsächliche Ausstrahlungsrichtungen des Schmerzes bei Angina pectoris

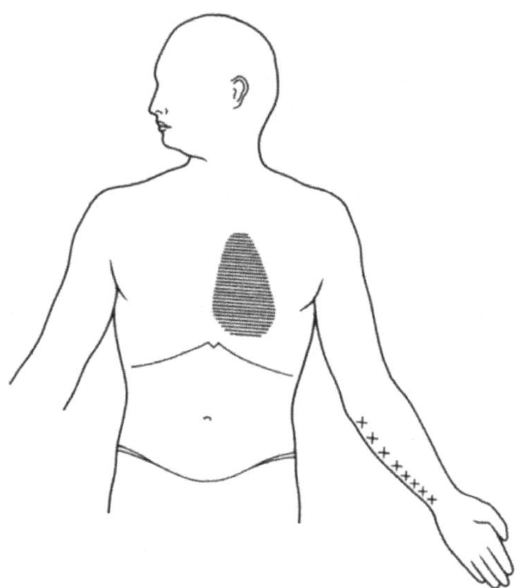

Abb. 24. Zonen subjektiver Schmerzempfindung beim Effortsyndrom

nar Herzkranke aufgrund des starken Schmerzes wortarm ist, werden von dem funktionell Herzkranken breit ausschweifende aggravierende Angaben gemacht. Außerdem werden unbestimmte dumpfe Schmerzen oder Herzstiche angeführt, die stunden- oder tagelang bestehen und sich bei körperlicher Belastung bessern (Abb. 23, 24).

Der typische retrosternale Schmerz mit Ausstrahlung in den linken Arm ist als klassisches Bild der schweren Angina pectoris oder – bei mehr als 20 min Dauer des Anfalls und Unwirksamkeit von Nitroglyzerin – des Myokardinfarkts lehrbuchmäßig bekannt. Plötzliches Engegefühl im Thorax, das sich bis zum Vernichtungsschmerz mit Todesangst steigern kann, ist nicht nur den Medizinern, sondern auch schon den Laien als klassisches Symptom des Myokardinfarkts geläufig.
Eigene und andere diesbezügliche Untersuchungen fanden diese typischen Symptome jedoch nur bei gut 50% der Betroffenen. Es kann demzufolge ein Viertel der Infarkte mit atypischen Symptomen einhergehen und ein weiteres Viertel kann völlig stumm verlaufen. Diese Feststellungen wurden von Kannel (1973) in der Framingham-

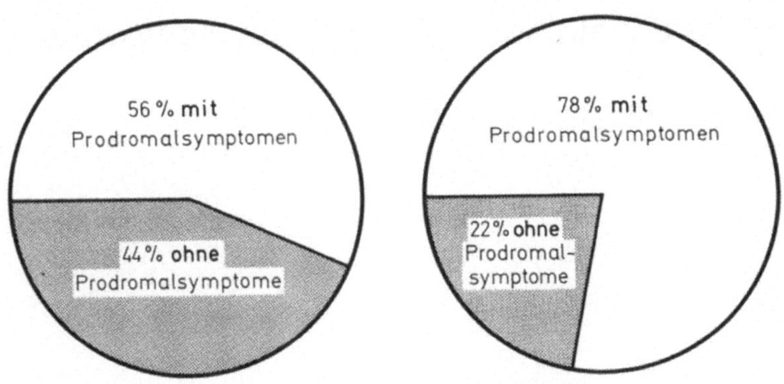

Abb. 25. Häufigkeit von Prodromalsymptomen, ihre Relation zur Ausdehnung des Infarkts

Studie ebenfalls getroffen. Danach verläuft trotz fortlaufender ärztlicher Überwachung von vier Infarkten ein Fall symptomlos oder derartig asymptomatisch, daß er anfangs nicht als Infarkt erkannt wird. Somit ist auch nach Ansicht von Kannel der Myokardinfarkt als ein sehr hinterhältiges Leiden zu bezeichnen, noch dazu deshalb, weil er auch den Menschen meist ohne jede Vorwarnung dahinrafft, der sich gesund und zuversichtlich fühlt. Das Ereignis tritt also oft ohne Prodromalerscheinungen aus heiterem Himmel ein (Abb. 25).

Für den behandelnden Arzt ist dabei insbesondere wichtig zu wissen, daß Schmerzentstehung und Schmerzlokalisation, also Krankheitsherd und Schmerzempfindung, topographisch nicht identisch sein müssen (Anschütz 1968). So braucht die Fortleitung keineswegs immer kontinuierlich zu verlaufen. Der Schmerz eines Myokardinfarkts äußert sich unter Umständen nur in der linken Schulter, im linken Arm, im linken Ellbogengelenk oder im linken Handgelenk. Häufig ist auch die ausschließlich abdominelle Lokalisation, vorwiegend bei Hinterwandinfarkten. Ebenso können die Zeichen der Linksherzinsuffizienz mit Dyspnoe im Vordergrund stehen. Weitere Kreislaufreaktionen, wie Blutdrucksenkung, die Abnahme der Blutdruckamplitude, ein plötzliches Sinken des Venendrucks, ein Schwächegefühl, mit oder ohne Zeichen einer abdominellen Vagusreizung sind ebenfalls zu beachten.

9 Differentialdiagnose des Thoraxschmerzes

Die vielfältigen Ursachen thorakaler Schmerzen spielen bei differentialdiagnostischen Erwägungen eine wichtige Rolle. Eine Übersicht über die Differentialdiagnose des Herzschmerzes vermittelt Tabelle 11. Hinzu kommen nun aber in zunehmendem Maße funktionelle Wechselbeziehungen zwischen einer krankhaft veränderten un-

---

Differentialdiagnostische Erwägungen:

1. Kardiale Ursachen
Angina pectoris vera
Tachykarde Rhythmusstörungen
Hochdruckkrise
Peri-Myokarditis
Funktionelle kardiovaskuläre
Störungen

2. Thorakale Ursachen

Lungenembolie	Hiatushernie
Interkostalneuralgie	Herpes Zoster
Aortenaneurysmata	Pleurodynie
Spontanpneumothorax	Pleuritis
HWS-/BWS-Syndrom	

3. Extrathorakale Ursachen
Akute Pankreatitis
Akute Gallenkoliken
Magen- und Zwölffingerdarmgeschwüre
Mesenterialgefäßverschluß

Tabelle 11. Zur Differentialdiagnose des Herzschmerzes

Parameter	Angina pectoris vera	Myokardinfarkt	„Funktionelle Herzschmerzen" (Da Costa- oder Effortsyndrom)
Intensität des Schmerzes	Stark	Sehr stark bis unerträglich, Vernichtungsschmerz Todesangst	Lästig, aber zum Aushalten
Subjektive Darstellung des Schmerzes	Teils als stark bezeichnet, teils bagatellisierend	Wortarm	Breit ausschweifend, aggravierend
Dauer des Schmerzes	1–15 min	20 min und darüber hinaus	Sekunden oder stundenlang, mitunter auch über Tage
Verhalten des Schmerzes bei Belastung	Zunahme	Belastung nicht möglich	Besserung
Charakteristik des Schmerzes	Beklemmend, krampfend, bohrend, drückend, brennend	Krampfartig, zusammenschnürend, Vernichtungsschmerz	Unbestimmt, dumpf, „Herzstiche"
Lokalisation des Schmerzes	Retrosternal (3. u. 4. Rippe links), Schultern u. a.	Retro-, substernal, ganzer Brustraum, Arme, Abdomen, Schultern, Hals	Herzspitze (punktförmige Angabe)
Beschwerden ausgelöst durch	Belastung, Aufregung, Ärger, Hetze, Kälte, opulente Mahlzeiten	Meist ohne erkennbare äußere Ursache	Emotionell („Überforderungssyndrom")
Nitroglyzerineffekt	Besserung, meistens prompt	Unverändert	Unverändert oder Placeboeffekt (evtl. Kopfschmerzen)
EKG-Veränderungen	Nur im Anfall: ST-Senkung	Typische Umformungen (evtl. aber erst nach Stunden)	Normal oder T-Veränderungen
Enzymanstieg	Fehlt (höchstens bei schweren Anfällen gering)	Deutlich	Fehlt

teren Hals- oder Brustwirbelsäule auf der einen Seite und Symptomen einer Angina pectoris auf der anderen Seite. Schließlich wird die Diagnostik auch von viszerokardialen Reflexmechanismen, die von Thorax- und Brustorganen ausgehen, oft erheblich beeinträchtigt. Auf eine vegetativ bedingte und verkettete Symptomatik kann hier nur hingewiesen werden.

Für nicht koronarbedingte Schmerzen in der Herzgegend kommen am häufigsten die folgenden fünf Symptomenkomplexe in Frage:

- *Zervikalsyndrom und Schulter-Arm-Syndrom:*
  Diagnostisch wichtig sind neben den röntgenologisch nachweisbaren Veränderungen im Bereich der HWS die Schmerzauslösung durch extreme Bewegung des Kopfs, die Verspannung der Schulter- und Nackenmuskulatur und eine schmerzhafte Bewegungseinschränkung im Schultergelenk.
- Das *Tietze-Syndrom* ist charakterisiert durch Schmerzhaftigkeit und Schwellung der Gelenke zwischen Rippen und Rippenknorpel. Diese Schmerzpunkte sind typisch.
- Das *Roemheld-Syndrom,* also Herzbeschwerden, die durch Blähungen oder Spasmen des Magens und des Dickdarms ausgelöst werden, ist mechanisch erklärbar durch Hochdrängung des Zwerchfells oder über vegetative Reflexe.
- *Herzrhythmusstörungen* können ebenfalls anginöse Herzbeschwerden verursachen. Das gilt besonders für tachykarde Zustände, wie z. B. Tachyarrhythmien, gehäufte Extrasystolen und kurzdauernde Anfälle von paroxysmaler Tachykardie.
- Die *hypertonische Krise.*

Darüber hinaus muß man als Ursache von Schmerzen in der Herzgegend in Betracht ziehen:

- *Erkrankungen des Nervensystems:*
  Tabes, Tumoren und Metastasen des Zentralnervensystems, Interkostalneuralgien, Herpes zoster.
- *Erkrankungen des Bewegungsapparats:*
  Zervikalsyndrom, Schulter-Arm-Syndrom, Spondylosis deformans, Rippenfrakturen, Tumoren und Metastasen im Wirbel- und Rippenbereich, Myalgie, Periarthritis humeroscapularis, Brachialgia paraesthetica nocturna.

70

- *Erkrankungen der Lungen und des Mediastinums:*
  Lungenembolie, chronisches Cor pulmonale, Pleuritis, Spontanpneumothorax, Mediastinalemphysem, Tumoren, Metastasen, Pneumonien, Dermoidzysten.
- *Erkrankungen des Zwerchfells:*
  Zwerchfellhernien, diaphragmale Pleuritis.
- *Erkrankungen des Ösophagus:*
  Refluxösophagitis, Divertikel, Ösophagusspasmen, Ösophagusstriktur, Fremdkörper, Ösophaguskarzinom.
- *Erkrankungen des Verdauungstrakts:*
  Ulcus duodeni und ventriculi, Magenkarzinom, Kolonspasmus, Erkrankungen des Kolons, der Gallengänge und der Leber, Gallenkolik, Pankreatitis.
- *Erkrankungen des Herzens:*
  Angeborene und erworbene Herzfehler, Perikarditis, Myokarditis, Herzrhythmusstörungen aller Art, Hypertensionsherz, vor allem die hypertone Krise.
- *Erkrankungen der Aorta und der großen Gefäße:*
  Aneurysmen verschiedenster Genese der Aorta, Mesaortitis luica, Medionecrosis aortae cystica idiopathica (Gsell-Erdheim), Aneurysma dissecans, Dysphagia lusoria, Aortenbogensyndrom.

Hingewiesen werden muß noch auf die von anderweitigen Erkrankungen überlagerten sog. larvierten Myokardinfarkte. Unter dieser Bezeichnung werden Infarkte verstanden, die durch Symptome anderer Krankheitsbilder so überdeckt werden, daß die Diagnose eines Herzmuskelinfarkts nur zufällig oder meist gar nicht gestellt wird. Das trifft insbesondere zu bei vorbestehender klinisch manifester Herzinsuffizienz aufgrund verschiedenartigster kardiovaskulärer Erkrankungen, bei apoplektischen Erscheinungen, abdominellen Erkrankungen, bei pulmonalen Embolien, beim plötzlichen Auftreten peripherer Durchblutungsstörungen, bei postoperativen Zuständen und bei schwerer Kachexie als Folge bösartiger Geschwulstkrankheiten.
Oft stehen bei den typischen Infarkten auch die zerebralen Erscheinungen im Vordergrund. Weitaus häufiger als zerebrale Embolien zeichnet kausalgenetisch ein Blutdruckabfall für diese Symptomatik verantwortlich.

10 Diagnostik der koronaren Herzkrankheit

Die Schwierigkeiten in der Diagnose der koronaren Herzkrankheit liegen darin, daß die Koronarsklerose durch die Koronarreserve maskiert wird und sich damit der rechtzeitigen Diagnostik entzieht. Die Frühdiagnose der Koronarsklerose ist daher bis heute eine diagnostische Illusion geblieben. Erst wenn in der Sauerstoffzufuhr gegenüber dem Bedarf ein Defizit eintritt, entsteht der Angina-pectoris-Anfall. Er ist aber dann bereits Ausdruck einer manifesten kritischen Koronarsklerose mit permanenter Infarktgefährdung. Das Bestehen oder Ausmaß der Koronarsklerose gibt jedoch keinen Hinweis für die Einschränkung der Koronarreserve und damit für das Auftreten von Schmerzanfällen. Die koronare Durchblutung ist eine funktionelle Größe, die nicht allein vom Zustand der Hauptgefäße, sondern auch von der Funktionstüchtigkeit der Kollateralen und Anastomosen abhängt. So kann trotz einer erheblichen Koronarstenosierung die Durchblutung des Herzmuskels noch ausreichend sein. Die zweite entscheidende Funktionsgröße ist der Sauerstoffbedarf. Die Wechselbeziehung beider Größen läßt sich durch Bildung des Quotienten aus O_2-Angebot und O_2-Bedarf veranschaulichen, wodurch das Bilanzproblem übersichtlicher wird. Die Determinanten, die das O_2-Angebot im einzelnen regulieren, sind:
1. Koronarfluß,
2. O_2-Gehalt des arteriellen Bluts,
3. Diffusionsweg.
Unter diesen Faktoren ist der Koronarfluß weitaus am bedeutsamsten. Er wird determiniert durch:
1. Gefäßsklerose,
2. Verminderung des koronaren Perfusionsdrucks,
3. Verkürzung der koronar wirksamen Herzphase (Diastole),

4. Zunahme der Blutviskosität und

5. Erhöhung des linksventrikulären enddiastolischen Drucks.

Tabelle 12. Schmerz beim Myokardinfarkt

Auftreten	Plötzlich oder nach Prodromalsymptomen, nach Anstrengung oder Aufregung, aber auch in Ruhe
Dauer	Länger als eine Viertelstunde kontinuierlich und stärkstens
Lokalisation	Retrosternal, vordere Brustwand, besonders links, evtl. Epigastrium
Ausstrahlung	Schultern, beide Arme, besonders links, Unterarm, bis in die Fingerspitzen, Hals, Gesicht, zwischen die Schulterblätter, Oberbauch
Qualität	Beklemmend, zusammenschnürend, würgend, zerreißend, dumpf, brennend, intensiver als bei der Angina pectoris Kein Ansprechen auf Nitrite

10.1 Anamnese

Bei der Diagnostizierung der Angina pectoris, also der Koronarinsuffizienz und des Infarkts, steht auch heute noch die exakt und detailliert erhobene Anamnese an erster Stelle.

Beim Gespräch mit dem Patienten muß besonders auf die folgenden Punkte (s. Tabelle 12) geachtet werden:

1. Welche Umstände führten zur Auslösung eines stenokardischen Anfalls?

   Häufig, jedoch nicht ausschließlich ergibt sich eine Abhängigkeit von körperlicher und psychischer Belastung. Typisch ist das Auftreten auch in den frühen Morgenstunden – vagotone Phase mit Blutdruckabfall – und bei Kälteeinwirkung.

2. Der Patient muß genau über den Charakter des Schmerzes befragt werden.

   Es wird differenziert zwischen Druckgefühl, Brennen, Wundgefühl und Stichen hinter dem Brustbein. Manchmal beschreibt der Patient ein Engegefühl über dem Brustkorb oder er klagt über Anfälle von Atemnot. Fast nie jedoch empfindet der Kranke Schmerzen an eng umschriebenen Stellen. Eine exakte Lokalisierung des Schmerzpunkts mit dem Finger ist für eine Angina pectoris vera atypisch.

3. Zur Diagnose beitragen können die Angaben über die Ausstrahlung des Schmerzes.

   50% der Patienten beschreiben substernale Schmerzen. Bei etwa 20% der Patienten erfolgt eine Ausstrahlung in den linken Arm. Schmerzen in beiden Armen werden nur von 12% der Befragten angegeben. Es ist aber auch auf weniger häufige Ausstrahlungen, z. B. in den Oberbauch, Hals und den Unterkieferbereich zu achten.

4. Ein wichtiges Indiz ist die Anfallsdauer.

   Sie liegt zwischen Sekunden bis hin zu Minuten. Halten die Schmerzen kontinuierlich länger als 10 min an, besteht Verdacht auf einen Infarkt, nach 20 min ist er mit Sicherheit anzunehmen.

5. Man kann sich schließlich noch die Nitroglyzerinwirkung zunutze machen.

   Verschwindet der Schmerz in Sekunden bis höchstens einer Minute nach Einnahme des Präparates, spricht dies für eine Angina pectoris vera.

10.2 Körperliche Untersuchung

Die Möglichkeiten der klinischen Untersuchung bei Patienten mit Angina pectoris sind enttäuschend. Es gibt keine spezifischen Befunde, die für die Erkrankung charakteristisch sind. Während eines Angina-pectoris-Anfalls kann es zu vorübergehenden Blutdrucksteigerungen kommen. Die erhöhte Frequenz stellt sich akustisch als „Galopprhythmus" dar. Die Hauptaufgabe der Untersuchung bleibt darauf beschränkt, Zeichen einer allgemeinen Arteriosklerose zu finden:
- Arcus lipoides (ringförmig weiße Trübung der Hornhautperipherie),
- Xanthelasmen (Cholesterinablagerungen an den Augenlidern),
- Augenhintergrundsveränderungen,
- verstärkte Prominenz und Schlängelung der Arteria temporalis,
- Zeichen einer Zerebralsklerose,
- Sklerosegeräusch am Herzen,

– Stenosegeräusch über den Karotiden und Beinarterien,
– abgeschwächte oder aufgehobene periphere Pulse.
Durch diese Befunde läßt sich zumindest der Verdacht auf eine Koronarsklerose stützen.
Der typisch Infarktkranke hat ein auffällig blasses Gesicht mit kaltem Schweiß auf der Stirn. Das schmerzverzerrte Gesicht deutet auf die meist unerträglichen Schmerzen hin. Im Regelfall verhält sich der Infarktkranke deshalb auch ruhig. Nur in besonders gelagerten Fällen ist eine motorische Unruhe auffällig. Nahezu obligatorisch beim Infarkt ist der Blutdruckabfall. Konsequenterweise muß daher beachtet werden, daß bei vorbestehendem Hypertonus ein normaler Blutdruck ein falsches Bild vortäuschen kann. Eine Zyanose ist weitaus seltener zu sehen. Auf die klinischen Zeichen des kardiogenen Schocks und des Lungenödems wird später eingegangen.
Der Auskultationsbefund eines akuten Infarkts ist uncharakteristisch, da der Herzmuskel zwar meist schmerzhaft, aber lautlos abstirbt. Die Herztöne sind in der Regel abgeschwächt, die Herzfrequenz ist normal, beschleunigt oder verlangsamt. Gewöhnlich besteht ein schneller kleiner Puls mit einer Sinustachykardie um 100 min. Ein Frequenzabfall beruht entweder auf einer vagotonen Sinusbradykardie oder vorzugsweise auf einem AV-Ersatzrhythmus oder einem Kammereigenrhythmus. Ein Galopprhythmus ist als Zeichen einer beginnenden akuten Linksherzinsuffizienz zu werten. Es muß ausdrücklich betont werden, daß, wenn nicht die oben beschriebenen Hinweiszeichen eindeutig vorliegen – und das ist bei weitem nicht immer der Fall –, die Ausbeute der körperlichen Untersuchung enttäuschend sein kann. Das Entscheidende dabei ist jedoch das „Darandenken", um gründliche diagnostische Bemühungen einzuleiten.

10.3 Elektrokardiographische Diagnose der koronaren Herzkrankheit

Infolge der außerordentlich guten Koronarreserve und der meist erst ab einer 70%igen Stenose in Erscheinung tretenden Auswirkungen bleibt die koronare Herzkrankheit oft sehr lange, auch elektrokardiographisch, verborgen. Lediglich im und kurz nach einem Angina-pectoris-Anfall kann man flüchtige St-T-Veränderungen erfassen. Die verschiedenen Vorgänge, die den pathophysiologischen Zustand einer Koronarinsuffizienz bewirken, gehen mit relativ uniformen Veränderungen einer hypoxämischen Reaktion im EKG einher. Am häufigsten sind die ST-Senkungen, vorwiegend in den Ableitungen I und II sowie in den linksventrikulären präkordialen Ableitungen.

Tabelle 13. Manifestation der Infarktphasen im EKG

Minuten bis Stunden	Initialphase	– Spitzes hohes T – ST-Senkung	Subendo-kardiale Ischämie. Subendo-kardiale Läsion	„Erstickungs T"
2–10 Tage	Akute Phase	– Konvexe ST-Hebung – T-Zacke wird negativ – Charakteri-stische Q-Zacke	Totale irreversible Nekrose	„Verletzungs-potential" „Koronares T"
2–3 Monate	Frischer Infarkt	– Normali-sierung der ST-Strecke	Rückgang der Läsion, Ende der Nektrotisie-rung	
Auf Dauer	„Alter" Infarkt	– Infarkt-Q oder -QS persistieren – T positiv, nichttrans-muraler Infarkt – T bleibt negativ, transmu-raler Infarkt		

Es entspricht allgemeiner klinischer Erfahrung, daß nur bis maximal 50% der Ruhe-EKGs ein positives Ergebnis bringen und daß auch mit falsch-positiven, mehr noch mit falsch-negativen Resultaten gerechnet werden muß (betrifft nicht den Herzinfarkt!).

Eine weitaus höhere, wenn auch nicht absolute Aussagefähigkeit wird dem Belastungs-EKG zugesprochen, bei dem mit etwa 80% positiver Ergebnisse zu rechnen ist. Auf Einzelheiten soll hier nicht näher eingegangen werden, durchgesetzt dazu hat sich wohl am meisten das Fahrradergometer mit fortlaufender Überwachung des EKGs und des Blutdrucks, so daß man bei einer stufenweisen Steigerung rechtzeitig die entsprechenden Veränderungen erfassen und den Patienten vor Überlastung bewahren kann. Die Untersuchung muß beendet werden, wenn über retrosternale Schmerzen, über zunehmende Luftnot oder Kopfdruck sowie starke Ermüdung geklagt wird. Blutdruckanstiege über 220 mmHg systolisch sind zu vermeiden. Im EKG auftretende supraventrikuläre oder ventrikuläre Herzrhythmusstörungen sowie Senkungen der ST-Strecke über 0,2 mV erfordern ebenfalls eine Beendigung der Belastung. Diese Untersuchung ist nur in Gegenwart eines Arztes und bei Bereitstellung eines Defibrillators erlaubt.

Die elektrokardiographischen Anzeichen eines frischen Infarkts, wobei die *Initialphase* mit dem spitzhohen T einer subendokardialen Ischämie und die nachfolgende ST-Senkung einer subendokardialen Läsion klinisch meist nicht gesehen werden, sind allgemein bekannt. Typischerweise treten während der *akuten Phase* eines Infarkts ein Infarkt-Q, eine konvex gehobene ST-Strecke und ein spitznegatives sog. koronares T in Erscheinung. Mit dem völligen Rückgang der Läsion, der Normalisierung der ST-Strecke, beginnt das Stadium des *frischen Infarkts,* das i. allg. 2–3 Monate dauert. Die Nekrosebildung ist dabei beendet, während die Ischämie sich in voller Entwicklung befindet und bei regressiver Tendenz häufigen Schwankungen unterworfen ist.

Zeigt das EKG einen stabilen Stromkurvenverlauf, so ist das Stadium des *alten Infarkts* erreicht (Tabelle 13). Es persistiert das Infarkt-Q oder QS, und T ist positiv oder bleibt konstant negativ. Die Positivierung der T-Welle tritt insbesondere bei den nichttransmuralen Infarkten ein, bei denen die reaktive Hypertrophie der Grenzzone die charakteristischen Zeichen verwischt. Diese Veränderungen sind gewöhnlich bis zum Lebensende unverändert nachweisbar, wenn nicht durch nachfolgende Vorgänge, wie beispielsweise das Auftreten eines Schenkelblocks, Reinfarkten u. a., Maskierungen stattfinden. Aber auch bei Schenkelblockbildern ist die elektrokardiographische Diagnose eines Myokardinfarkts nicht ausgeschlossen, vor allem bei frischen Infarkten. Bestimmte Infarkte kommen gar nicht erst zur Ausbildung, da vorher in Form des sog. akuten Herztods dem Leben zumeist schlagartig ein Ende gesetzt wird.

Da die typische formale Entwicklung der Infarzierungen im klinischen Ablauf großen Schwankungen unterworfen ist, zieht Holzmann (1955) die Bezeichnung *frisches Stadium,* das ausnahmsweise Monate dauern kann und *reaktives Folgestadium,* das sich schon nach wenigen Tagen einstellen kann, vor.

Das sichere elektrokardiographische Kennzeichen eines Myokardinfarkts, das charakteristische Q, tritt außer bei transmuralen Nekrosen dann auf, wenn das Subendokard nekrotisch wird oder die Nekrotisicrung das äußere Drittel der Kammerwand erreicht. Der subendokardiale Infarkt der lateral-hohen Region sowie der sog. rudimentäre oder nichttransmurale Vorderwandinfarkt ergeben jedoch gewöhnlich keine Deformierung des QRS-Komplexes.

Tabelle 14. Topographische Projektion der verschiedenen Lokalisationen der Infarkte. (Nach Zuckermann 1959)

Lokalisation	Projektion										
Anteroseptal	V_1	V_2	V_3	(V_4)							
Apikal			(V_3)	V_4	(V_5)						
Anterolateral			(V_3)	V_4	V_5	V_6	aVL		I	II	
Lateral tief					V_5	V_6	(aVL)		(I	II)	
Anteroextensiv	V_1	V_2	V_3	V_4	V_5	V_6	aVL		I	II	
Supraapikal			V_3	V_4			aVL				
Lateral hoch							aVL		I	II	
Posterior								aVF		II	III
Posterolateral tief					V_5	V_6		aVF		II	III
Posterolateral hoch							aVL	aVF		II	III
Posteroseptal	$VE(V_1)$							aVF		II	III
Periapikal			V_3	V_4	$(V_5$	$V_6)$		aVF		II	III
Anteroposterior (septal extensiv oder H-Form)	V_1	V_2	V_3	$(V_4$	V_5	$V_6)$	(aVL)	aVF		II	III

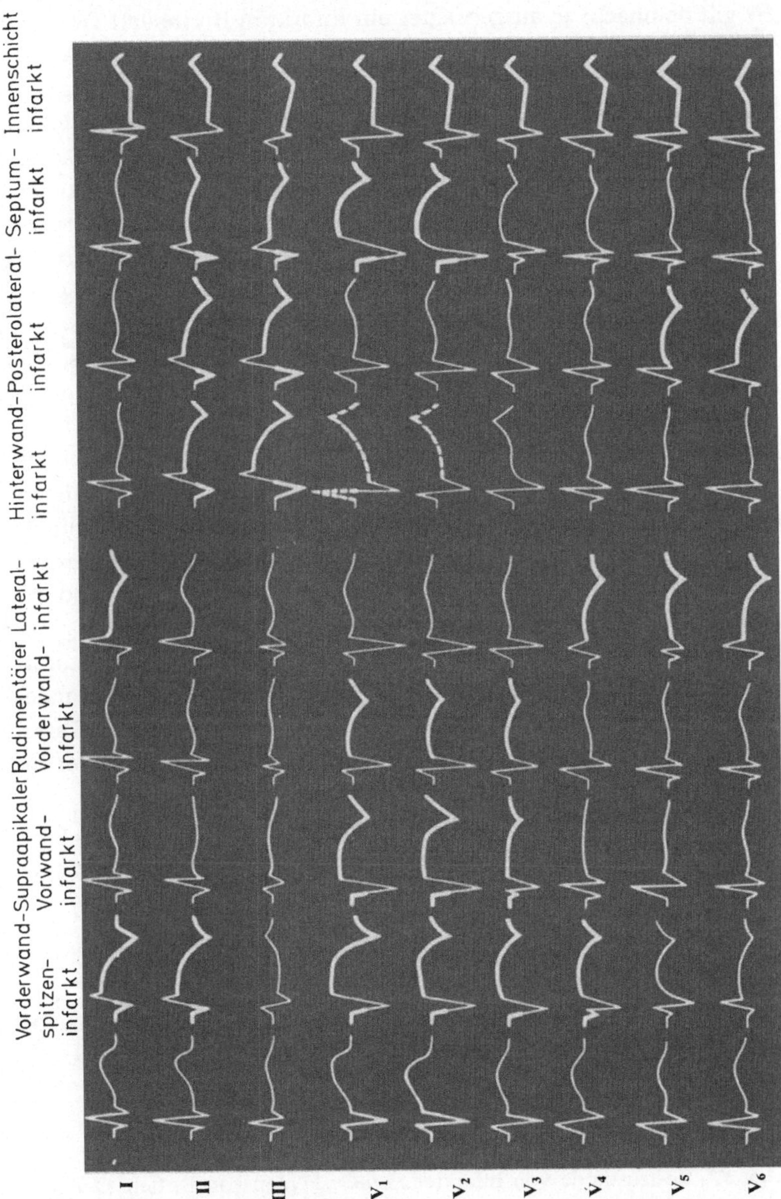

Abb. 26. Wichtigste Infarktlokalisationen in Extremitäten- und Brustwandableitungen

Es gilt demnach: je ausgeprägter ein Infarkt in Breite und Tiefe der Kammerwand, um so typischer die elektrokardiographischen Anzeichen. Je mehr normal erregbares Myokard bei einer Ableitung vorhanden ist, um so weniger charakteristisch ist vor allem die Veränderung des Ventrikelkomplexes. Ist das normal reagierende Muskelgewebe zwischen dem nichtreagierenden Gewebe und der Elektrode sehr dünn, so erreicht die R-Zacke nicht die O-Linie, sondern erscheint nur als Kerbe innerhalb der tiefen Q-Zacke und bildet so ein w-förmiges QRS. Bei infarzierten Myokardregionen fallen aufgrund der elektrischen Inaktivität die in ihnen entstehenden Partialvektoren aus und bewirken eine Änderung des Summationsvektors. Dadurch kommt es zu infarktbedingten Abweichungen nicht nur des QRS-Komplexes, sondern auch der Achse von QRS. Je mehr Myokardfasern erhalten bleiben und bei Abheilung kompensatorisch hypertrophieren, um so mehr erregbares Potential steht zur Verfügung und kann die Wiederherstellung der R-Zacke bewirken. Die initiale Negativität des Kammerkomplexes bleibt bei entsprechend großer Infarktnarbe in der Regel erhalten, wenn nicht die vorstehend genannten Veränderungen eintreten.

Der ischämische Myokardbezirk wird jedoch nicht immer sofort elektrisch vollkommen inaktiv, so daß die charakteristische Veränderung der Kammeranfangsschwankung erst nach Stunden oder Tagen in Erscheinung treten kann. Die lokalisatorische Zuordnung der Infarkte ist Tabelle 14 und Abb. 26 zu entnehmen.

So eindeutig die elektrokardiographische Diagnose eines „typischen" Myokardinfarkts bei einem entsprechenden Ableitungspro-

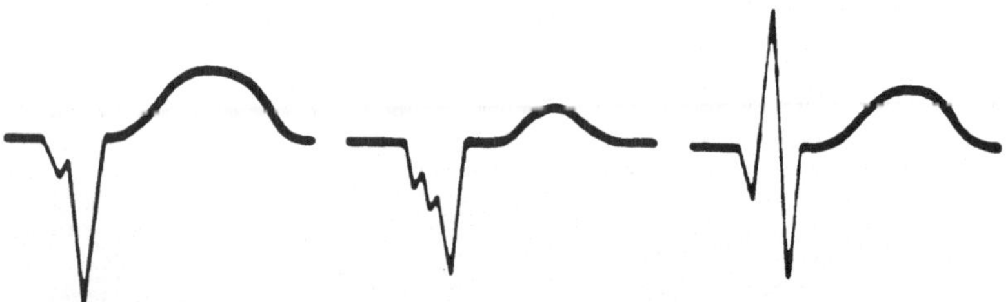

Abb. 27. Restzustände von Infarkten. *Links:* Fehlen von R, tiefe Q-Zacke mit „versenkter kleiner R-Zacke". *Mitte:* Fehlen von R, breite, träge und gesplitterte Q-Zacke. *Rechts:* Nur noch verbreiterte Q-Zacke. (Aus Mörl 1975)

gramm heutzutage erscheint, so schwierig ist sie bei „atypischen" Verlaufsformen. So kann beispielsweise die Diagnose eines Vorderwandinfarkts durch begleitende Anzeichen einer Linkshypertrophie, mehrfacher Infarkte und intraventrikulärer Leitungsstörungen erschwert werden. Die Reaktionsweise und damit das elektrokardiographische Kurvenbild müssen nicht uniform ablaufen, da unterschiedliche Wechselwirkungen durch schon vor dem Infarkt abnorm gerichtete Erregungsfaktoren möglich sind. So können verschiedene Vorgänge das Infarkt-Q maskieren:

1. Durch Schrumpfung des Narbengebiets wird der Erregungsausfall vom Potential des benachbarten Myokards überlagert.
2. Myokardinseln innerhalb der Narkose entwickeln sich weiter, hypertrophieren und liefern ein registrierbares Potential.
3. Ein neuer Infarkt in einer entgegengerichteten Kammerregion kann den Nekrosevektor abermals umkehren und eine Positivität von QRS über dem alten Infarktgebiet bedingen.
4. Das Auftreten eines Linksschenkelblocks läßt eine initiale Positivität der umgekehrten Septumerregung erscheinen.

Außerdem kann die Erkennung des charakteristischen elektrokardiographischen Infarktbefundes dadurch erschwert werden, daß das EKG schon vor dem Infakrtereignis einen abnormen Grundtyp aufwies, mit dem sich das Infarkt-EKG überschneidet. So kann beispielsweise beim Zusammentreffen eines Vorderwandinfarkts im Frühstadium mit einem pathologischen Rechtstyp in den Extremitätenableitungen das Infarktbild verwischt sein. In den Brustwandableitungen bereitet das Hinzutreten eines supraapikalen Vorderwandinfarkts zu einem pathologischen Linkstyp oft diagnostische Schwierigkeiten. Ebenso kann ein WPW-Syndrom die Infarktzeichen völlig überdecken.

Erst wenn das T wieder positiv ist und als Folgezustand nur noch ein völliges Fehlen der R-Zacke oder eine Deformierung der QRS-Gruppe – entweder Fehlen von R mit tiefer Q-Zacke und versenkter kleiner R-Zacke oder mit träger und gesplitterter Q-Zacke oder nur noch verbreiteter Q-Zacke bei einer großen R-Zacke (Abb. 27) – besteht, kann man von Restzuständen des Infarkts sprechen. Auch schon eine Verkleinerung der R-Zacke, eine kleine Q-Zacke an bestimmten Ableitungsstellen (V_1–V_3) kann bei normaler Herzlage das einzige, aber sichere Zeichen eines alten Infarkts sein. In V_4–V_6 ist eine Q-Zacke normal. Eine Q-Zacke kann aber in diesen Ableitungen als Restzustand eines Infarkts aufgefaßt werden, wenn sie in V_3 und V_4 tiefer und breiter ist als in V_5 und V_6, während normalerweise Q von V_4 bis V_6 im Verhältnis zur Amplitude von R an Größe zunimmt.

Die elektrokardiographische Diagnose ist also in erster Linie möglich bei typischem, sofort auftretendem Befund, aber auch aufgrund der Verlaufskontrolle, die auch dann eine Diagnose erlaubt, wenn Spätbefunde keinen sicheren Hinweis mehr auf den überstandenen Infarkt geben. Das EKG ist wesentlich weniger aussagefähig, wenn nur ein Befund vorliegt, da bereits nach wenigen Wochen charakteristische Befunde im EKG eine sichere Zuordnung zu einem Infarkt nicht mehr erlauben können. Sehr oft wird ein typischer Infarkthinweis übersehen, nämlich das niedrige R in V_6 bei linkstypischen Kammergruppen in den Extremitätenableitungen. Die meisten Lateralinfarkte zeigen in den späteren Stadien der Rekompensation dieses Zeichen, das dann als Nichtinfarkt-EKG mißdeutet wird.

Bei der diagnostischen Auswertung des Infarkt-EKGs müssen wir uns – um mit den Worten Holzmann's (1955) zu sprechen – seiner Bedeutung völlig klar sein: Tatsächlich zeigt es uns nichts anderes an, als eine Funktionsstörung infolge einer schwerwiegenden, *örtlich umschriebenen Stoffwechselstörung des Myokards.*

Weitergehende Schlüsse sind erst unter Berücksichtigung *der Anamnese, der übrigen klinischen Befunde* und gelegentlich sogar erst *des weiteren Verlaufs* zulässig. Die Beobachtung des elektrokardiographischen Ablaufs mit vollem Ableitungsprogramm ermöglicht uns am besten, über die durch die lokale Störung des myokardialen Stoffwechsels bedingte Funktionsstörung hinaus auf eine pathologisch-anatomisch faßbare Strukturveränderung im Sinne der Nekrose zu schließen. Daß dabei falsch-positive wie auch falsch-negative Aussagen herauskommen, ist, wie oben dargelegt, bekannt. Trotz all dieser Einschränkungen besitzt in Kenntnis dieser Abweichungsmöglichkeiten das EKG gerade für die Infarktdiagnostik eine hohe Aussagefähigkeit, weshalb seine Brauchbarkeit in der Klinik auch weiterhin nicht in Zweifel gezogen werden kann. Für die Erkennung einer Angina pectoris hingegen, die häufig mit einem normalen Ruhe-EKG einhergeht, ist das Belastungs-EKG weitaus aussagefähiger.

10.4 Thoraxröntgenaufnahme

Die Röntgenaufnahme des Thorax gibt Aufschluß über Herzgröße und eine eventuelle Lungenstauung. In der Mehrzahl der Fälle ist das Herz zunächst jedoch noch normal gestaltet und im Transversaldurchmesser nicht verbreitert. Nur in weit fortgeschrittenen Fällen finden sich Zeichen einer Herzerweiterung als Hinweis auf eine Linksinsuffizienz. Eine ektatische Aorta mit Kalksichel ist ein sicherer Hinweis auf das Vorliegen einer allgemeinen Arteriosklerose, ebenso der Nachweis kalkdichter Schatten im Bereich der Bauchaorta und der Becken- und Beingefäße.

Die Röntgenuntersuchung ist in jedem Fall eine unerläßliche Maßnahme, da ein vergrößertes Herz, sei es Zeichen einer Insuffizienz, sei es durch ein Aneurysma hervorgerufen, einer Digitalisbehandlung bedarf. Sie dient zudem weiteren differentialdiagnostischen Abgrenzungen.

10.5 Laboruntersuchungen

Auch die bei einer Laboruntersuchung bei Angina pectoris gefundenen Werte tragen in der Regel nicht zur Erhärtung der Diagnose bei. Fermentwerte (CPK, LDH, GOT) sind wegen der geringen Menge des bei einem Anfall zugrundegegangenen Herzmuskelgewebes nur ausnahmsweise, meist nur bei schweren Angina-pectoris-Anfällen erhöht. Somit ist die wichtigste Aufgabe der Laboruntersuchung die Erkennung der atheroseklerosefördernden Risikofaktoren:
- Aufdeckung einer Hyperlipoproteinämie,
- Ermittlung einer diabetischen Stoffwechsellage,
- Feststellung eines erhöhten Harnsäurespiegels,
- Aufdeckung der pathologischen Zusammensetzung des Bluts (Anämie, Polyglobulie, Polyzytämie etc.).

Nach akutem Myokardinfarkt kann innerhalb von 2–6 ^{h} ein Aktivitätsanstieg des MB-Isoenzyms der Kreatinphosphokinase (CPK) nachgewiesen werden. Im Gegensatz zur CPK ist das MB-Isoenzym weitgehend myokardspezifisch und damit für die Diagnostik entscheidend. Im Gegensatz zu dieser ist die CKMP durch körperliche Belastung, Operationstraumen, elektrische Defibrillation oder intramuskuläre Injektion nicht verändert. Alle anderen Fermente, wie SGOT, Alpha-HBDH und LDH sind für die Notfalldiagnostik weniger bedeutsam, bestätigen allerdings in ihrem typischen Zeitverlauf und in ihrer gegenseitigen Konstellation den Infarktablauf.

Mehrfache Kontrollen der Enzyme sind erforderlich, da der Anstieg der Enzymwerte von der Größe des untergegangenen Muskelbezirks abhängig ist.

Alle anderen Laboruntersuchungen, wie Blutbild, Blutsenkung etc., sind zunächst uncharakteristisch. Sie tragen zur Diagnosefindung nicht bei, sondern dienen erst später der indirekten Untermauerung.

10.6 Spezifische Untersuchungsmethoden

Hier wäre zunächst die neuerdings bestens bewährte Myokardszintigraphie mit Thallium 201 zu nennen, wobei es sich um ein wichtiges, nichtinvasives Untersuchungsverfahren in der Diagnostik der koronaren Herzerkrankung handelt. Die Sensitivität und Spezitivität zum Nachweis einer myokardialen Minderdurchblutung beträgt zwischen 60 und 100%. Dreigefäßerkrankungen werden szintigraphisch in einem höheren Prozentsatz entdeckt als Ein- oder Zweigefäßerkrankungen. Die Zuordnung eines Thallium-201-Speicherdefekts zur Koronaranatomie ist jedoch nur bedingt, eine Abschätzung des Schweregrads der Ischämie kaum möglich. Bei Patienten mit akutem Myokardinfarkt hingegen beträgt die Sensitivität innerhalb der ersten 6 ^{h} 100%. Im weiteren Verlauf nimmt die Sensitivität ab und ist dann im wesentlichen von der Infarktausdehnung abhängig. Das Verfahren ist außerdem geeignet zur Überprüfung der Ergebnisse einer Koronarbypassoperation sowie zum Nachweis der hämodynamischen Auswirkung einer mindestens 50– bzw. 70%igen Stenose bei angiographisch gesicherter Eingefäßerkrankung. Möglicherweise ist die Thalliumszintigraphie bezüglich der Infarktlokalisation sogar dem EKG überlegen. Auch die planimetrisch bestimmte Thalliumdefektgröße korreliert mit der Ausdehnung der Wandbewegungseinschränkung, so daß eine Infarktgrößenbestimmung mit dieser Methode ebenfalls möglich ist.

Die Computertomographie mit Röntgenstrahlen, deren räumliches Auflösungsvermögen der konventionellen Szintigraphie wie auch der

Echokardiographie überlegen ist, läßt bei EKG-Triggerung und kurzen Aufnahmezeiten eine genaue Beurteilung der Ventrikelwandbewegung, unter Umständen sogar der Koronaranatomie, zu. Während metabolische Veränderungen mit dieser Methode nicht nachweisbar sind, ist dies durch die szintigraphische Computertomographie unter Verwendung von radioaktiv markierten Metaboliten möglich. So fand sich bei der Bestimmung der Myokarddurchblutung mit der Positroncomputertomographie eine Beziehung zwischen myokardialem Blutfluß und Ammoniakanreicherung, woraus der Schweregrad einer Koronarstenose abgeschätzt werden kann. Es besteht die Aussicht, mit Hilfe der Computertomographie mit positronenemittierenden Substanzen weiteren Einblick in Stoffwechselvorgänge und Durchblutung des Myokards, insbesondere im regionalen Bereich, zu gewinnen und damit den biochemischen Veränderungen bei der Entstehung der Myokardischämie und letztendlich des Infarkts näher zu kommen.

Auf bestimmte andere Variationen der nuklearmedizinischen Untersuchungsverfahren in der Diagnostik der koronaren Herzkrankheit, insbesondere in der Nekrosemarkierung (wie ^{99}mTc-Zinn-Pyruphosphat-Szintigraphie) soll, da es sich hier um ganz spezielle Untersuchungsmethoden kardiologischer Zentren handelt, nicht näher eingegangen werden. Das betrifft auch Verfahren zur Erfassung der Herzfunktion wie Radiokardiographie, Ein- oder Mehrkristallgammakameras, invasive Kineventrikulographien aber auch die 2-Ebenen-Echokardiographie etc. So stellt die Radionuklidangiokardiographie die zur Zeit genaueste nichtinvasive Untersuchungsmethode zur Beurteilung der linksventrikulären Funktion dar.

Zusammenfassend kann man sagen, daß sich – kontrolliert durch die Koronarangiographie – in der Diagnostik der koronaren Herzkrankheit neben der Echokardiographie die nuklearmedizinischen Methoden als die nichtinvasiven Untersuchungstechniken mit der höchsten diagnostischen Relevanz erwiesen haben. Ihr Vorteil liegt darin, daß sie den Patienten nicht belasten und deshalb ohne Schwierigkeiten wiederholbar sind. Sie eignen sich deshalb insbesondere für Verlaufskontrollen von akuten und chronischen Herzerkrankungen und zur Beurteilung medikamentöser oder operativer Behandlungserfolge. Sie sind darüber hinaus auch unter körperlicher Belastung durchführbar und entsprechen in etwa der Aussagefähigkeit des Belastungs-EKGs. Sie haben aber den zusätzlichen Vorteil, Ausdehnung und Lokalisation ischämischer Zonen erkennbar zu machen. Außerdem läßt sich im Belastungstest die globale ebenso wie die regionale Ventrikelfunktion mit relativ guter Zuverlässigkeit beurteilen. (Sauer u. Sebening 1980).

Die wichtigste und letztendlich aussagekräftigste Methode ist die Koronarangiographie mit selektiver Kontrastmittelfüllung der Kranzarterien und des linken Ventrikels. Damit können Gefäße bis zu einem Innendurchmesser von 0,2 mm dargestellt werden. Das Risiko letaler Zwischenfälle liegt heute bei routinierten Zentren (jährliche Frequenz der Koronarangiographie über 500) unter 1‰, so daß sie routinemäßig angewandt werden kann. Die Methode nach Sohne, bei der ein Katheter in die freigelegte A. brachialis eingeführt wird, und die nach Jutkins, wobei der Katheter über die A. femoralis eingeführt wird, haben sich bewährt.

Es erfolgt während der Kontrastmittelinjektion eine kineangiographische Darstellung der Kranzgefäße, wobei heute routinemäßig im-

Tabelle 15. Dringlichkeit der Indikationen zur Koronarangiographie

Absolute Indikationen

1. Instabile Angina pectoris
2. Präinfarktsyndrom
3. Crescendoangina
4. Therapierefraktäre stabile Angina pectoris

Relative Indikationen

1. Typische Angina pectoris mit Ischämiereaktion unter Belastung
2. Keine Angina pectoris, aber Ischämiereaktion unter Belastung
3. Asymptomatische Patienten bei Zustand nach Herzinfarkt
4. Patienten mit operationsbedürftigen Vitien (besonders Aortenstenose)
5. Differentialdiagnostische Abgrenzung einer primären Kardiomyopathie von der koronaren Herzkrankheit
6. Mehrdeutige EKG-Veränderungen bei asymptomatischen Patienten
7. Uncharakteristische Herzbeschwerden zum Ausschluß einer koronaren Herzkrankheit
8. Kontrollangiographie zur Kontrolle des Bypasses
9. Verdacht auf Herzwandaneurysma
10. Ungeklärte Fälle von Kardiomegalie, Herzrhythmusstörungen und Rechtsherzhypertrophie mit Angina pectoris

mer eine Ventrikulographie angeschlossen wird, die wertvolle Aufschlüsse über die Kinetik des linken Ventrikels sowie über dessen Wandstärke, Volumen und Auswurffraktion liefert.

Die Herzkatheterisierung kann auch im frischen Infarktstadium indiziert sein, nämlich einerseits zur Monitorisierung wesentlicher Kreislaufparameter und zur Kontrolle des hämodynamischen Verlaufs des Infarkts auf einer Intensivstation, andererseits bei bedrohlicher Entwicklung eines akuten Infarkts zu einer dringlichen selektiven Koronarangiographie und Laevokardiographie im Hinblick auf eine kardiochirurgische lebensrettende Intervention. Im ersten Fall wird gewöhnlich über einen venösen Zugang in das Pulmonalkapillargebiet zur Bestimmung des pC-Drucks eingegangen und die Pulmonalarterie zur Kontrolle des Pulmonalarteriendrucks, der zentralvenösen Sauerstoffsättigung und des Herzzeitvolumens sondiert. In Übereinstimmung mit E. Lang (1980) zeigt Tabelle 15 die Dringlichkeit der Indikationen zur Koronarangiographie.

Damit herrscht heute insoweit Übereinstimmung, als die Koronarangiographie keine ausschließliche Methode ist, die nur dann angewandt werden darf, wenn koronarchirurgische Konsequenzen abzusehen sind.

Man muß sich jedoch darüber im klaren sein, daß die Koronarangiographie ein morphologisches Verfahren ist, das nur indirekt über den funktionellen Zustand des kardiovaskulären Systems und der Myokarddurchblutung Auskunft geben kann.

Deswegen ist die Kombination, beispielsweise mit der Thalliumszintigraphie, heutzutage als sinnvolle Ergänzung in der Diagnostik der koronaren Herzkrankheit zu sehen.

11 Therapie der koronaren Herzkrankheit

Die Behandlung der koronaren Herzkrankheit ist nach den grundlegenden Ausführungen bezüglich der Pathogenese und Ätiologie eine Behandlung der Arteriosklerose. Das Problem der Arteriosklerosetherapie dürfte aus dem bisher Gesagten klar auf der Hand liegen: Im Stadium der klinischen Manifestation der Atherosklerose können wir nur noch symptomatisch behandeln. Gefäßchirurgische Maßnahmen, Schrittmacherimplantation, Einsatz von Medikamenten und dergleichen mehr sind krankheitsmildernde Eingriffe im Hinblick auf das Stadium der Arteriosklerose. Deshalb müssen kausal wirksame Maßnahmen früher eingesetzt werden, und zwar in Form der Prävention. Die Früherkennung vor ausgeprägter folgenschwerer Manifestation ist bei der sozialmedizinischen Relevanz dieser Krankheit von besonders hohem prophylaktischem Wert. Eine Behandlung in fortgeschrittenen Stadien besitzt oft nur symptomatischen Charakter und hat auf die generalisierte Grundkrankheit keinen entscheidenden Einfluß, da nachgewiesenermaßen die Erfolge der sekundären Prävention wesentlich schlechter als die der primären sind. Die Hauptaufgabe aller ärztlichen und gesundheitspolitischen Bemühungen sollte demzufolge in der rechtzeitigen gesundheitsbewußten Erziehung der Bevölkerung und namentlich der Jugendlichen bestehen, im Sinne der frühzeitigen Ausschaltung der Risikofaktoren.
Ziel aller therapeutischen Bemühungen ist im Idealfall eine Verhinderung oder bei schon bestehender Veränderung eine vollständige Wiederherstellung der Strombahn und damit eine Normalisierung der Versorgung der betroffenen Areale mit Sauerstoff und Nährstoffen.
Die primäre Prävention besteht darin, die Entstehung von Risikofaktoren im frühen Lebensalter zu verhüten. Sie muß darauf hinarbei-

ten, eine gesunde Lebensführung zu erreichen, ist letztlich also eine gesundheitspolitische Aufgabe, die nicht nur den Mediziner angeht. Die sekundäre Prävention besteht demgegenüber darin, nach stattgefundenem Ereignis die Zahl der bestehenden Risikofaktoren zu verkleinern bzw. das Wiederauftreten der Erkrankung zu verhindern. Die sekundäre Prävention ist die Prävention, die zur Zeit bei unseren Infarktkranken und Gefäßkranken betrieben wird. Sie kann in vorgenanntem Sinn eigentlich nur den Krankheitsverlauf verzögern.

Es stellt sich die Frage, wo und wann die primäre Prävention ansetzen muß. Selbstverständlich bei den Lebensgewohnheiten und an den Risikofaktoren. Bekannte Risikofaktoren, wie das Zigarettenrauchen, der Hochdruck und das Übergewicht, sind ausschaltbar. Begrenzt ausschaltbar sind Risikofaktoren wie erhöhte Blutfette und die Zuckerkrankheit. Nicht ausschaltbar sind die Risikofaktoren Alter, Geschlecht und erbliche Veranlagung. Diese scheinbar einfachen Punkte sind jedoch sehr schwer zu verwirklichen, da hier zusätzlich noch psychologische, soziale und intellektuelle Faktoren zu berücksichtigen sind, von der Machbarkeit und den Kosten solcher Erziehungsprogramme einmal ganz abgesehen.

Wir müssen uns jedoch darüber im klaren sein, daß die von uns angesprochene sog. kausale Therapie einer Wiedereröffnung der Strombahn ebenfalls nur eine symptomatische, wenn auch sehr wirkungsvolle Maßnahme darstellt. Eine echte kausale Therapie im eigentlichen Sinn besteht ausschließlich in der Behandlung der Grundkrankheit, der Arteriosklerose. Damit sind wir bei der entscheidenden Frage angelangt, ob eine kausale Therapie der den Gefäßveränderungen zugrundeliegenden Vorgänge möglich ist. Letztlich also die Frage, ob die Arteriosklerose rückbildungsfähig ist.

Die Arteriosklerose ist in bestimmten Stadien reversibel. Für die Reversibilität der Arteriosklerose gibt es zahlreiche neuere tierexperimentelle Belege und auch eine ganze Reihe von Beobachtungen am Menschen, wie Rückbildung sichtbarer Cholesterinablagerungen, z. B. Haut- und Sehnenxanthome oder im EKG und koronarographisch belegte Rückbildungen im Bereich der Koronarien oder durch mehrfache Angiographien belegte Regressionen im Bereich der Oberschenkelarterien. Voraussetzung dazu ist jedoch eine ausreichende Therapie des Risikofaktors Hyperlipoproteinämie mit einer Senkung des Cholesterinspiegels, nach Möglichkeit auf Werte unter

200 mg%. Allgemein bekannt ist inzwischen, daß beispielsweise im Sektionsgut nach den beiden Weltkriegen ein ganz wesentlich geringerer Anteil arteriosklerotischer Gefäßveränderungen gefunden wurde als in vergleichbaren Vorkriegsjahrgängen. Auch nach konsumierenden Krankheiten, wie beispielsweise Leberzirrhose und Tuberkulose, nach zytostatischer Behandlung, aber auch nach drastischer Serumcholesterinsenkung, teils durch medikamentöse Maßnahmen, teils durch ileale Bypassoperationen, wurde ein Rückgang vorbestehender arteriosklerotischer Veränderungen beobachtet. In jedem Fall sind aber einschneidende und konsequente langjährige Maßnahmen zu einer Umstellung der Lebensweise erforderlich. Es ist verständlich, daß diese Maßnahmen im Stadium II der Arteriosklerose, also noch vor Beginn der klinischen Manifestation einsetzen sollten, um erfolgsversprechend wirken zu können. Man muß sich jedoch darüber im klaren sein, daß Rückbildungsvorgänge auch nach völliger Beseitigung der Risikofaktoren nur in Grenzen möglich sind. Im Stadium III oder IV der Arteriosklerose (mit schwerster Verkalkung, Hämorrhagien, Ulzerationen oder Thrombosen) ist eine Reversibilität nur sehr schwer, wenn überhaupt vorstell- und erreichbar. Natürlich müssen derartige Maßnahmen frühzeitig ansetzen und man kann nicht erwarten, daß ausgedehnte narbig umgewandelte Gefäßverschlüsse wieder aufgehen. Über die Beeinflussung bestehender Umgehungskreisläufe können jedoch auch hier nützliche Effekte erzielt werden. Die Arteriosklerose, die heute eines der wichtigsten gesundheitspolitischen Probleme darstellt, muß nicht nur unter kurativen Gesichtspunkten angegangen werden, sondern in erster Linie unter den Maximen der Vorsorge. Gesundheitserziehung im allgemeinen Sinn muß ergänzt werden durch spezielle Maßnahmen, die in der Lage sind, den lebenslangen Prozeß der Arteriosklerose günstig zu beeinflussen.

Das „Therapiekonzept" der Arteriosklerose muß daher lauten: Primäre Prävention, Erkennung der Risikokonstellation des potentiellen Patienten, danach Intervention, d. h. Beseitigung der Risikofaktoren.

Entscheidend ist dabei das Umdenken sowohl der Ärzte wie der Menschen insgesamt, insbesondere auch der verantwortlichen Gesundheitspolitiker von der kurativ-medizinischen Vorstellung der Behandlung einer schmerzgesteuerten klinischen Manifestation zu den präventiv-medizinischen Gesichtspunkten der Intervention. In diesem Sinne stellt die Arteriosklerose uns zunehmend vor eine ernstzunehmende gesundheitspolitische und prophylaktisch-therapeutische Aufgabe.

11.1 Allgemeine Maßnahmen

An erster Stelle der Basistherapie steht die Gewichtskontrolle. Viele Patienten mit koronarer Herzkrankheit haben Übergewicht, das mitunter mit einer Erhöhung der Blutfettwerte verknüpft ist. Zur Gewichtsreduzierung ist einzig und allein die Verringerung der Kalorienzufuhr entscheidend, insbesondere aber die Einschränkung der Zufuhr gesättigter Fettsäuren. Auf der anderen Seite ist es ebenfalls notwendig, durch körperliche Bewegung den Kalorienverbrauch zu steigern, allein ist dies jedoch niemals ausreichend, wenn man eine signifikante Gewichtsabnahme erreichen will; es muß gleichzeitig die Kalorienzufuhr deutlich eingeschränkt werden. Erst wenn diese beiden Maßnahmen keinen nachweisbaren Erfolg bringen, ist eine medikamentöse Unterstützung zur Senkung eines erhöhten Blutfettspiegels erforderlich.
Zu den Basismaßnahmen gehört grundsätzlich eine Änderung der Verhaltensweise des Patienten. Körperlich anstrengende berufliche Tätigkeit soll eingeschränkt, psychische Belastungen, Kälteexposition oder plötzlicher Klimawechsel sollen vermieden werden. Hohe Luftfeuchtigkeit verstärkt die Beschwerden des Patienten.
Der Patient soll angehalten werden, regelmäßig kleine Mahlzeiten zu sich zu nehmen, da schwer verdauliche Speisen, in großen Mengen eingenommen, pektanginöse Anfälle auslösen und intensivieren können.
Der Betroffene soll zu einer regelmäßigen, individuell angepaßten, körperlich-sportlichen Tätigkeit angehalten werden. Dabei gilt, daß ein mäßig starkes tägliches Training weitaus wirkungsvoller ist, als ab und zu übermäßige Leistungen. Als Limit muß jeweils der Beginn pektanginöser Beschwerden angesehen werden. Zu den allgemeinen Behandlungsmaßnahmen zählt die Behandlung weiterer Risikofaktoren: Einstellung des Blutdrucks, absolute Nikotinentwöhnung, Einstellung eines möglicherweise vorhandenen Diabetes mellitus.

Von großer Bedeutung ist ein grundsätzliches Gespräch zwischen Arzt und Patient, in dem diesem erklärt wird, daß er zukünftig auf seine Krankheit Rücksicht nehmen und sich eines darauf eingerichteten Lebenswandels befleißigen muß.

11.2 Ernährung und koronare Herzkrankheit

Die zentrale Rolle der Ernährungsgewohnheiten dürfte nach dem vorher Gesagten außer Zweifel stehen. Es gelten dabei folgende Empfehlungen:

1. Reduktion der Energiezufuhr im Einklang mit der tatsächlichen körperlichen Aktivität.
2. Reduktion des Fettverzehrs auf 35% der zugeführten Energie oder weniger.
3. Die Reduktion des Fettverzehrs sollte erreicht werden durch eine Verminderung des Konsums an Lebensmitteln mit einem hohen Gehalt an gesättigten Fettsäuren. Durch diese Maßnahme wird gleichzeitig die Menge an Nahrungscholesterin vermindert.
4. Ein Teil der eingesparten gesättigten Fettsäuren kann durch Fette mit einem hohen Gehalt an mehrfach ungesättigten Fettsäuren ersetzt werden. Diese (partielle) Substitution gesättigter durch mehrfach ungesättigte Fettsäuren hat einen zusätzlichen lipidsenkenden Effekt, beeinflußt die Plättchenklebrigkeit und führt zu einer für unseren Standard schmackhafteren Kost als eine sehr fettarme Diät.
5. Ein übersteigerter Verbrauch von Zucker und Alkohol sollte vermieden werden.

Spezifischere Empfehlungen zum Fettverzehr gelten für Personen mit bereits eindeutig erhöhtem Plasmacholesterinspiegeln. Bei einer Fettzufuhr von 30–35% der Nahrungsenergie sollte der Verzehr gesättigter Fettsäuren auf unter 10% und jener der mehrfach ungesättigten Fettsäuren auf ca. 10% der Gesamtkalorien eingestellt werden, um einen P/S-Quotienten von mindestens 0,75 zu erreichen. Zumeist ist die Ernährungsumstellung zur Senkung der Blutfettspiegel in der Bevölkerung und in Risikogruppen als alleinige Maßnahme zur Reduktion arteriosklerotischer Komplikationen nicht ausreichend. Darüberhinaus sind andere Risikofaktoren, insbesondere die Hypertonie und der Diabetes mellitus wie auch die Gicht, ebenfalls ernährungsabhängig und durch die genannten Maßnahmen beeinflußbar, so daß dem Faktor Ernährung eine grundlegende Bedeutung in der Behandlung der Arteriosklerose zukommt. Über die diätetische und medikamentöse Behandlung geben zusammenfassend die Tabellen 16 und 17 Auskunft.

Es wird darauf verwiesen, daß nicht nur pathologische VLDL- und LDL-Cholesterinwerte durch lipidaktive Medikamente gesenkt und größtenteils normalisiert werden, sondern daß einige Präparate auch die erwünschten Anstiege des HDL-Cholesterins bewirken.

11.3 Medikamentöse Therapie

Ziel aller Maßnahmen ist die Verbesserung des Verhältnisses zwischen Sauerstoffbedarf und Sauerstoffversorgung des Myokards. Selbstverständlich handelt es sich dabei um eine rein symptomatische Behandlung zur Beseitigung der Angina pectoris, also des Symptoms des präkordialen Schmerz- und Engegefühls. Die beiden wohlbekannten Prinzipien der Koronartherapie sind also einerseits die Erhöhung des Sauerstoffangebots und andererseits die Senkung des Sauerstoffbedarfs des Myokards.

Ein breites Spektrum medikamentöser Möglichkeiten steht bereit, um die koronare Herzkrankheit symptomatisch anzugehen. Durch

Tabelle 16. Diätetische Behandlung von Hyperlipidämien

LDL ↗   (Typ II A, II B) (Cholesterin)
1. Gesättigte Fettsäuren ↓
2. Mehrfach ungesättigte Fettsäuren ↑
3. Nahrungscholesterin ↓

VLDL ↗   (Typ II B, III, IV, V) (Triglyzerid)
1. Gewichtsabnahme
2. Kein Alkohol
3. Gesättigte Fettsäuren ↓
   Mehrfach ungesättigte Fettsäuren ↑
4. Zucker ↓

Tabelle 17. Therapie der Hyperlipidämien

	Diät	Medikament
Typ I	1. 30 g Fett/Tag 2. Mittelkettige Triglyzeride (MCT)	Progesteronähnliche Steroide?
Typ II	1. 300 mg Cholesterin/Tag 2. Vielfach ungesättigte Fettsäuren	1. Colestyramin (16–32 g/Tag) 2. Nicotinsäure (3–6 g/Tag) 3. Sitosterol (20–24 g/Tag) 4. D-Thyroxin 5. Bezafibrat (600 mg/Tag)
Typ III	1. Gewichtsabnahme „Idealgewicht" 2. 40% der Kalorien als Fett 40% der Kalorien als Kohlenhydrate 20% der Kalorien als Eiweiß 3. 300 mg Cholesterin/Tag	1. Clofibrat (2 g/Tag) 2. Nicotinsäure (3–6 g/Tag) 3. D-Thyroxin 4. Bezafibrat (600 mg/Tag)
Typ IV	1. Gewichtsabnahme „Idealgewicht" 2. Vielfach ungesättigte Fettsäuren 3. Wenig Kohlenhydrate	1. Clofibrat (2 g/Tag) 2. Nicotinsäure (3–6 g/Tag) 3. Bezafibrat (600 mg/Tag)
Typ V	1. Gewichtsabnahme „Idealgewicht" 2. Eiweißzufuhr 3. 70 g Fett/Tag 4. Kohlenhydrate (soweit möglich)	1. Nicotinsäure (3–6 g/Tag) 2. Clofibrat (2 g/Tag) 3. Bezafibrat (600 mg/Tag)

die Einführung der betarezeptorenblockierenden Substanzen, der Kalziumantagonisten und der länger wirksamen Nitroglyzerinpräparate konnte eine eindeutige Verbesserung der Behandlungsmöglichkeiten der klinisch manifesten koronaren Herzkrankheit in den letzten Jahren erreicht werden. Mit der Entwicklung dieser Substanzen wurden die sog. Koronardilatatoren weitgehend verdrängt.

Im folgenden soll nun näher auf die drei wesentlichen Substanzgruppen (Nitrate, Betarezeptorenblocker und Kalziumantagonisten) eingegangen werden.

11.3.1 Nitrite und Nitrate

11.3.1.1 Nitrate im historischen Rückblick

Amylnitrit war das erste Nitropräparat, welches zur Behandlung der Angina pectoris erfolgreich eingesetzt wurde (durch Brunton, 1867). Grund dafür war, daß diese Substanz bei Tieren und Menschen den Blutdruck deutlich senkte und die Gefäße erweiterte, was bei der Behandlung von Patienten mit schwerer nächtlicher Angina pectoris den gleichen günstigen Effekt hatte wie kleine Aderlässe. Bereits innerhalb von 30–60 s nach der Amylnitritinhalation ließ bei den Patienten der Schmerz nach.
Kurze Zeit später wurde Nitroglyzerin in die Therapie der Angina pectoris eingeführt. Die Tablettenform von Nitroglyzerin konnte leicht appliziert werden und wurde deshalb der umständlicheren und schwerer dosierbaren Amylnitritinhalation vorgezogen.
In England gewannen Amylnitrit, Nitroglyzerin und Natriumnitrit bei der Therapie von Krankheiten, welche auf einen arteriellen Gefäßkrampf zurückgeführt werden konnten, eine große Bedeutung. Besonders gute Erfolge erzielte man mit diesen Substanzen bei gewissen Formen von Migräne, die man als Hemicrania sympathicotonica bezeichnet hat. Auch bestimmte Formen von Epilepsie mit vasomotorischer Aura und vor allem die jugendlich nervösen, nicht durch Arteriosklerose bedingten Formen der Angina pectoris wurden durch diese Substanzen deutlich gebessert.
In Deutschland hatte Nitroglyzerin bei der Behandlung der Angina pectoris nur sekundäre Bedeutung und es rangierte unter den „möglichen weiteren Maßnahmen". Primäre Beachtung beim Angina-pectoris-Anfall fand Morphium (Kohn 1915), da man mit dieser Substanz die Schmerzen zuverlässig kupieren konnte und darüber hinaus der Ansicht war, daß Morphin auch den Spasmus der Koronargefäße aufheben würde.
Neben Nitroglyzerin wurden damals auch andere Salpetersäureester, wie Natriumnitrit und Erythroltetranitrate, erfolgreich in der Therapie des Angina-pectoris-Anfalles angewandt.
Kohn (1915) bevorzugte für die Behandlung des Grundleidens und der Angina-pectoris-Prophylaxe Theobromin, was aber nicht von allen Klinikern jener Zeit bestätigt werden konnte. Ferner wurde auch

Euphyllin als Suppositorium empfohlen, aber nur dann, wenn Theobromin nicht vertragen worden war.

Neben der Nitroglyzerintabletten- und tropfenform in alkoholischer Lösung wurde im Jahre 1924 zusätzlich die Kapselform zur medikamentösen Behandlung der Angina pectoris eingeführt, welche auch heute noch als Nitrolingual weit verbreitet ist. Der große Nachteil dieses ausschließlich sublingual applizierbaren Nitroglyzerins ist die relativ kurze Wirksamkeit. Deshalb forschte man nach anderen organischen Nitraten mit länger anhaltender Wirkungsdauer.

Um das Jahr 1960 konnte mit Isosorbitdinitrat (ISDN) eine weitere Substanz zur Behandlung der Angina pectoris eingesetzt werden. Sublingual appliziert, zeigte ISDN einen wesentlich schnelleren Wirkungseintritt als Nitroglyzerin und der antianginöse Effekt hielt erheblich länger an. Daher ist in den letzten Jahren die immer stärker werdende Verbreitung der ISDN in verschiedenen galenischen Formen, besonders in der Retardform, verständlich und sachlich voll gerechtfertigt.

11.3.1.2 Allgemeine Pharmakologie der Nitrate

Nitrate relaxieren die gesamte glatte Muskulatur des Körpers. Dabei steht bei der antianginösen Therapie natürlich der Effekt auf die glatte Muskulatur des arteriellen und venösen Gefäßsystems im Vordergrund.

Durch eine Erweiterung der peripheren Gefäße kommt es bei den Nitropräparaten zu einer Abnahme des systolischen Blutdrucks und zu einer Verkleinerung der Herzgröße. An den postkapillären Kapazitätsgefäßen ist die vasodilatatorische Wirkung stärker ausgeprägt als an den Widerstandsgefäßen. Von den Widerstandsgefäßen sind primär die größeren Arterien betroffen. Im Arteriolengebiet nimmt die Wirkung relativ schnell ab und ist im präkapillaren Sphinktergebiet nur noch sehr schwach ausgeprägt. Diese unterschiedliche Wirkungsintensität ist die Ursache für den verminderten venösen Rückstrom infolge der dilatierten größeren Venen der Skelettmuskulatur. Folglich kommt es zur Abnahme des zentralen Venendrucks, der diastolischen Ventrikelfüllung und zu einer verminderten Herzauswurfleistung.

Durch die besonders ausgeprägte Empfindlichkeit der Meningealgefäße gegenüber der dilatorischen Nitratwirkung kommt es zum bekannten „Nitratkopfschmerz", dem jedoch durch eine einschleichende Dosierung vorgebeugt werden kann.

Im Pulmonalbereich sinkt der arterielle Druck ab, was zu einer gleichzeitigen Abnahme des Drucks im linken Vorhof führt. Besonders ausgeprägt ist dieser Effekt bei Patienten mit erhöhten enddiastolischen Ventrikeldruckwerten. Die Kontraktilität wird durch Nitrate in therapeutischen Dosen beim Menschen nicht beeinflußt, obwohl man in Tierexperimenten einen positiv-inotropen Effekt in Abwesenheit von Nitrokörpern beobachtet hat.

Die – wenn auch geringe – reflektorische Tachykardie infolge der Nitrate könnte den Eindruck erwecken, daß der Sauerstoffbedarf gesteigert wird. In Wirklichkeit kommt es jedoch durch die globale Wirkung der Nitrokörper zu einer etwa 25%igen Abnahme des myokardialen Sauerstoffverbrauchs.

Die Folge des verminderten Rückstroms zum Herzen, der gesenkten Vorhofdrücke, der enddiastolischen Ventrikelfüllung und des enddiastolischen Drucks ist eine Verkleinerung des Kammerradius. Dadurch kann das Herz bei gleichzeitig gesenktem Widerstand sein Schlagvolumen unter verminderter Spannungsentwicklung schneller auswerfen. Diese Mechanismen sind die Erklärung für eine rasche Abnahme des Sauerstoffbedarfs.

Durch die Reduzierung der Vor- (preload) und Nachlast (afterload) sowie des Ventrikeldurchmessers kommt es zu einer Ökonomisierung der Schlagmechanik und zu einem verminderten Sauerstoffverbrauch. Dieser Effekt der Nitrate tritt bereits unter Ruhebedingungen auf, ist jedoch besonders während körperlicher Belastung und im Anfall nachweisbar.

Die Wirkung der Nitrate wird besonders deutlich bei Patienten mit erhöhtem linksventrikulären Füllungsdruck, erhöhtem systemischen Widerstand und niedrigem Herzauswurfvolumen. Dagegen kommt es bei Patienten mit einem normalen oder nur leicht erhöhten linksventrikulären Füllungsdruck oder bei gesunden Probanden durch Nitroglyzerin zu einer Erniedrigung des Schlagvolumens durch Senkung der linksventrikulären Vorlast (Frank-Starling-Mechanismus). Die extravasale Komponente des Koronarwiderstandes wird durch die enddiastolische Drucksenkung infolge der geringeren Spannungsentwicklung stark herabgesetzt. Dabei ist der Effekt besonders in den endokardnahen Schichten stark ausgeprägt, was eine stärkere Durchblutung dieser Myokardabschnitte bedingt. Während die Gesamtdurchblutung des Herzens durch Nitrokörper im großen und ganzen unverändert bleibt, kommt es durch eine Veränderung der Blutverteilung zu einer verbesserten Versorgung minderdurchbluteter Muskelschichten.

Man war lange Zeit der Ansicht, daß arteriosklerotische Koronararterien durch Applikation eines Vasodilatators nicht dilatiert werden würden. Obwohl nach Nitroglyzerin der Gesamtkoronarfluß bei Patienten mit Koronarsklerose nicht erhöht werden konnte, zeigten kürzlich durchgeführte Untersuchungen von Oravetz u. Mitarb. (1978) eine Dilatation der arteriosklerotischen Koronararterien nach Nitroglyzerin, und Feldman u. Mitarb. (1978) beobachteten eine Dilatation der koronaren Kollateralgefäße nach Nitroglyzerin. Sie führten diese Dilatation auf einen verbesserten regionalen, nicht aber globalen Koronarfluß zurück.

Am ischämischen Herzen kommt es durch Nitroglyzerin und organische Nitratester zu einer Verbesserung des Verhältnisses zwischen endokardialem und epikardialem Durchfluß, zu einer erhöhten subendokardialen Sauerstoffversorgung, zu einer verbesserten Blutversorgung ischämischer Gewebsareale, zu einer erhöhten koronaren Kollateralperfusion und zu einer Dilatation der arteriosklerotischen Koronararterien, obwohl der totale Koronarfluß vermindert bleibt. Somit verbessert Nitroglyzerin am ischämischen Herzen die regionale myokardiale Blutversorgung und führt zusätzlich zu einer Sauerstoffeinsparung.

11.3.1.3 Pharmakokinetik und Biotransformation von Isosorbiddinitrat

Isosorbiddinitrat (ISDN) wird nach oraler Applikation schnell und vollständig absorbiert. Nach der Freisetzung des Wirkstoffs aus den verschiedenen galenischen Zubereitungen und der ersten Passage vom Gastrointestinaltrakt in den großen Kreislauf, wird ISDN stark metabolisiert (first pass effect).
ISDN und seine Metaboliten werden fast ausschließlich über die Nieren ausgeschieden.

Der Abbau von ISDN in der Leber erfolgt durch ein glutathionabhängiges Enzymsystem der Glutathion-S-Transferase. Radiometrische Untersuchungen zeigten, daß ISDN im peripheren Blut zu einem großen Teil zu 2'-Isosorbidmononitrat (2'-ISMN) und 5'-Isosorbidmononitrat (5'-ISMN) metabolisiert wird: Die höchsten Konzentrationen dieser Mononitrate fand man nach 1,5 h. Bis zu 50% der Radioaktivität im Blut konnte man unbekannten Metaboliten, wahrscheinlich Produkten des weiteren Abbaus, zuordnen. Eine weitere Esterspaltung der Mononitrate führt zu Isosorbid und die Ringöffnung zum Sorbit.

Pharmakokinetische Studien zeigten, daß bei oraler Applikation einer 5-mg-ISDN-Zubereitung bereits einige Minuten später der unveränderte Wirkstoff im Plasma bestimmt werden konnte. Dieser ISDN-Plasmaspiegel erreichte 20 min nach Applikation sein Maximum und fiel dann mit einer mittleren Halbwertszeit von 0,7 h ab. Die gleichzeitige Bestimmung der Mononitrate ergab, daß sie in weit höheren Konzentrationen vorlagen und mit einer größeren Halbwertszeit als ISDN eliminiert wurden.

Es konnten hämodynamische und antianginöse Wirkungen für die beiden Mononitrate nachgewiesen werden. Die Reindarstellung von 5-Mononitraten ist gelungen, entsprechende Präparate sind in Prüfung und scheinen einige Vorteile zu bieten.

11.3.1.4 *Praktische Nitratbehandlung der koronaren Herzkrankheit*

Besondere Bedeutung für die medikamentöse Therapie der koronaren Herzkrankheit haben von den Nitraten Nitroglyzerin (Glyzerintrinitrat), Isosorbiddinitrat (ISDN) und Pentaerythrityltetranitrat (PETN). Die Nitrite, wie Amylnitrit, haben nur mehr historisches Interesse und werden allenfalls noch zur Anfallsbekämpfung verwendet. Eine unverbindliche Auswahl von Nitraten und Kombinationen mit Betablockern zeigt Tabelle 18.

Das Ziel der Nitrattherapie beim akuten Angina-pectoris-Anfall ist primär die Beseitigung des Schmerzes und anderer Symptome, z. B. Atemnot. Die lokale Hypoxie infolge der verminderten Myokarddurchblutung und die damit zusammenhängende Störung der Myokardfunktion durch unzureichende Energiebereitstellung (Circulus vitiosus) muß beseitigt werden.

Tabelle 18. Auswahl von Nitraten und Kombinationen mit Betablockern

Freiname	Warenzeichen	Herstellerfirma bzw. Vertrieb
Nitroglyzerin	Nitrolingual retard	Pohl
	Nitro Mack Retard	Mack, Illert.
	Nitrozell-retard	Byk Gulden
Kombination Nitroglyzerin (0,5 mg) und ISDN (5 mg)	Iso-Nitrolingual	Pohl
PETN-Monopräparat	Dilcoran 80	Gödecke
PETN + Librium	Pentrium	Roche
Isosorbiddinitrat (ISDN)	isoket retard	Pharma Schwarz
	Rifloc Retard	Merrell Pharma
	Iso Mack Retard	Mack, Illert.
	Corovliss	Boehringer Mannheim
Kombination ISDN und Betablocker	Oxycardin	Pharma Schwarz
	Viskenit	Sandoz

Über die Anzahl der zur Verfügung stehenden verschiedenen Substanzen entscheiden besonders die Schnelligkeit des Wirkungseintritts, die Verträglichkeit und die Wirkungsdauer.

Ordnet man Nitrate und Nitrite nach der Schnelligkeit des Wirkungseintritts, dann ergibt sich folgende Reihenfolge:

1. *Amylnitrit zur Inhalation* (Brechampullen) zeigt den schnellsten Wirkungseintritt, wird aber, wie oben erwähnt, allenfalls zur Anfallsbekämpfung benutzt. Man ist von dieser Substanz wegen der Möglichkeit eines plötzlichen starken Blutdruckabfalls abgekommen.

2. *ISDN-Spray zur Inhalation* wirkt etwa viermal länger als Nitroglyzerin (etwa 30 min für Nitroglyzerin und 120 min für ISDN). Als Dosierungsempfehlung für das ISDN-Spray gelten 1–3 Spraystöße von je 1,25 mg Isosorbiddinitrat zur Inhalation.

3. *Nitroglyzerinspray und Nitroglyzerinkapseln bukkal.* Als Dosierungsempfehlung für die Sprayform gelten 1–2 Spraygaben zu 0,4 mg auf die Mund- bzw. Rachenschleimhaut (ohne Inhalation!). Die mittlere Dosis für die Nitroglyzerinkapseln bukkal beträgt 0,4–0,8 mg.

Tabelle 19. Applikationsart, Dosis, Wirkungseintritt und Wirkungsdauer einiger Nitrate

	Applikationsart	Dosis (mg)	Wirkungs- eintritt (min)	Wirkungs- dauer (h)
Nitroglyzerin	Sublingual	0,2–0,8	2	0,5
Isosorbiddinitrat	Sublingual	10–40	2– 5	2–3
Erythrityl- tetranitrat	Sublingual	10–20	2– 5	1–2
Pentaerithrityl- tetranitrat	Per os	10–40	60–90	4–6

4. *ISDN bukkal.* Als Dosierungsempfehlung gelten bei dieser Form 1–3 Tabletten zu je 5 mg.
5. *Die intravenöse Applikation von Nitroglyzerin* sollte nur bei gleichzeitiger Überwachung der Hämodynamik erfolgen und ist nur in besonderen Fällen zu empfehlen.
6. *Nitroglyzerin und ISDN und PETN unretardiert.* Bei der perlingualen Applikation entfaltet Nitroglyzerin (Nitrolingual) bereits innerhalb von 1–2 min seine Wirkung und wird deshalb auch als Kurzzeitnitrat bezeichnet. Die mittlere Dosis beträgt 0,4–0,8 mg. Die Wirkungsdauer ist jedoch sehr kurz (20–30 min), daher eignet sich Nitroglyzerin nicht zur Dauerprophylaxe. Dagegen stellt zur Anfallsbekämpfung und zur gezielten Anfallsprophylaxe besonders die perlinguale Applikationsform von Nitroglyzerin das Mittel der Wahl dar.
Die Wirkung von Pentaerythrityltetranitrat (Dilcoran), per os appliziert, setzt nach 60–90 min ein und hält 4–6 h an. Die mittlere Tagesdosis beträgt 160 mg. Die Substanz ist das älteste Langzeitnitrat. Isosorbiddinitrat (Corovliss, Maycor, isoket, Sorbidilat) entfaltet seine Wirkung nach 5–25 min, die Wirkungsdauer beträgt 2–3 h. Sublingual appliziert, entfaltet ISDN bereits nach 2–5 min seine Wirkung, die Wirkungsdauer beträgt 2–3 h (Tabelle 19). Die Einzeldosis für diese Substanz liegt bei 5 mg, die Tagesdosis bei etwa 20–40 mg.
7. *Nitroglyzerin, ISDN und PETN in Retardform.* Die Langzeitnitrate vom Retardtyp mit einer sich langsam entfaltenden und lan-

gen Wirkungsdauer haben in der heutigen Praxis für die Langzeittherapie und die Prophylaxe der Angina pectoris und für die Nachbehandlung des Herzinfarkts große Bedeutung erlangt.

Die Nitroglyzerinlangzeitpräparate (Nitrozell-retard, Rifloc-Retard, Nitro Mack Retard, Sustac-Retard) entfalten ihre Wirkung nach etwa 20–30 min, die Wirkungsdauer beträgt bis zu 6 h. Ein willkommener Nebeneffekt dieser Substanzen ist die Nützlichkeit bei peripheren arteriellen Durchblutungsstörungen.

Unter den im Handel befindlichen Nitropräparaten hat heute besonders das ISDN eine weite Verbreitung gefunden. Bei diesen ISDN-Retardformen (isoket retard, Iso Mack Retard, Maycor retard, Rifloc Retard) hält die Wirkung bis zu 8 h an. Die Einzeldosis beträgt 20–40 mg und muß mindestens zweimal täglich eingenommen werden. Dabei sollte die letzte Dosis wegen der Lücke für die Nachtstunden nicht vor dem Abendessen gegeben werden.

Inzwischen ist man von einer bisher typischen Dosierung von 2- bis 3mal 40 mg ISDN in Retardform pro die zu deutlich höheren Dosen übergegangen, die bei ISDN bis auf 240 mg oder mehr erhöht werden. Diese hohe ISDN-Dosierung wird ohne weiteres von den Patienten toleriert, nachdem nach einer einschleichenden Dosierung die besonders am Anfang stark ausgeprägten Nitratkopfschmerzen verschwunden sind. Außerdem werden durch diese hohen ISDN-Dosen präventive Wirkungen beim Eintritt eines akuten Myokardinfarkts erzielt, bei welchem Koronarspasmen eine größere Rolle zu spielen scheinen, als man bisher angenommen hatte.

Die Ergebnisse von kürzlich durchgeführten klinischen Studien zeigen deutlich, daß eine *einmalige* orale Applikation von 9–12 mg Nitroglyzerin oder 40–80 mg Pentaerythrityltetranitrat zu niedrig ist, um bei Patienten mit koronarer Herzkrankheit eine völlige Anfallsfreiheit zu erzielen. Mit Nachdruck wird deshalb wiederholt auf eine höhere Dosierung von Nitraten hingewiesen, als dies bisher üblich war. Es hat sich gezeigt, daß bei einer individuellen Anpassung von den Patienten auch die relativ hohen Nitratdosierungen vertragen werden.

Für die Verwendung von nichtretardierten Zubereitungen der Langzeitpräparate sprechen die deutlich höheren Blutspiegel, für die Retardformen wiederum spricht die bequeme Anwendung für den Patienten und damit die Wahrscheinlichkeit einer höheren Compliance.

Abschließend sei noch auf die erfolgreiche und vielversprechende Anwendung der Salbenform von Nitroglyzerin und ISDN hingewiesen, nachdem die Resorbierbarkeit in mehreren klinischen Studien nachgewiesen werden konnte. Die besondere Eignung von ISDN als sogenanntes „Langzeitnitrat" ergibt sich aus dessen langer Wirksamkeit. Die Meinung, daß peroral applizierte Nitrate wegen ihres fast vollständigen Metabolismus beim ersten Durchgang durch die Leber („first pass effect") unwirksam seien, kann heute verworfen werden. Die mehrfach behauptete Toleranzentwicklung der Nitratwirkung war in der Vergangenheit Gegenstand heftiger Diskussionen. Inzwischen liegen genügend Arbeiten vor, die zeigen, daß unter Dauertherapie mit ISDN in einer oralen Dosis bis 100 mg täglich über einen Zeitraum von Wochen bis Monaten die Ansprechbarkeit auf die akut zugeführte Substanz nicht nachläßt. Außerdem kommt es unter ISDN zu keiner Toleranzentwicklung gegenüber Nitroglyzerin. Vielmehr korrelierte eine nachlassende Nitratwirkung mit einer Progredienz der Koronarsklerose. Aus dem Isosorbiddinitrat entstehen durch enzymatischen Abbau Isosorbid-Mononitrate. Der Hauptmetabolit ist das Isosorbid-5-Mononitrat (5-ISMN), dessen hämodynamische und antianginöse Wirkungen hinreichend nachgewiesen sind. Es eignet sich zur Dauerbehandlung der koronaren Herzkrankheit bzw. zur Anfallprophylaxe. Dank der langen Halbwertzeit von 4,5 Std ist nach oraler Gabe mit einer Wirkungsdauer von 6–8 Std (dosisabhängig) zu rechnen. Die Einzeldosis beträgt 20–50 mg, die Tagesdosis 60–150 mg.

Nebenwirkungen. Die hauptsächlichen Nebenwirkungen der Nitrattherapie sind Kopfschmerzen und Orthostasesyndrome. Der sog. Nitratkopfschmerz beruht auf einer Erweiterung der Hirngefäße und kann durch eine einschleichende Therapie gemildert werden.

Kontraindikationen. Als Kontraindikationen für die Nitrattherapie gelten Schockzustände, schwere Hypotonie und hypotone Kollapszustände, nicht das Glaukom.

Verträglichkeit. Die Frage nach der Verträglichkeit von Nitraten ist von enormer Bedeutung. Bei der chronischen Angina pectoris werden Nitropräparate mehrmals am Tag verabreicht. Trotz zahlreicher Warnhinweise in der Literatur, hat sich die Nitratverträglichkeit nicht zu einem klinischen Problem entwickelt.

Die Frage nach der Nitratabhängigkeit konnte hingegen bisher nicht befriedigt geklärt werden. Es ist bekannt, daß Arbeiter in der Munitionsindustrie ständig Nitraten ausgesetzt sind und eine mehr oder weniger große Nitratabhängigkeit bekommen. So wurden bei einer vorübergehenden Nitratabstinenz dieser Leute starke Kopf- und Brustschmerzen und akuter Herzinfarkt beobachtet. Für Patienten mit koronarer Herzkrankheit ist es daher empfehlenswert, die Nitratbehandlung nicht abrupt abzubrechen.

11.3.1.5 Neue Indikationen in der Behandlung mit Nitraten

Herzinsuffizienz. Die Behandlung der Angina pectoris bei koronarer Herzkrankheit ist die klassische Indikation der Nitrate. Als neue Indikation für den Einsatz von Nitraten gelten heute die Behandlung des frischen Herzinfarkts und die Therapie der Herzinsuffizienz. Dies ist um so erstaunlicher, weil gerade diese Formen der koronaren Herzkrankheit vor einigen Jahren noch als strenge Kontraindikationen für den Gebrauch von Nitraten galten.

Besonders bei der akuten Herzinsuffizienz mit erhöhten linksventrikulären Füllungsdrücken hat sich der Einsatz von Nitroglyzerin bewährt, was durch zahlreiche Untersuchungen bewiesen werden konnte. Dagegen ist die Therapie der chronischen Herzinsuffizienz nach wie vor problematisch. In einer kürzlich veröffentlichten Studie konnten Wirtzfeld u. Mitarb. (1980) eine Verminderung der pulmonalen und systemvenösen Stauung bei der chronisch dekompensierten Herzinsuffizienz durch Isosorbiddinitrat zeigen.

Auf dem 3. Internationalen Nitrat-Symposium im Juni 1980 in Monte Carlo berichtete Bussmann außerdem von einer Verringerung der Infarktgröße, einer Verbesserung der Myokardischämie, einer Verminderung der Extrasystolen und über ein geringeres Auftreten von Reinfarkten unter der Therapie mit Nitroglyzerin. Auch die Frühmortalität ist nach Gabe von Nitroglyzerin vermindert.

Besonders bei Patienten mit einer Linksherzinsuffizienz ist eine Nitroglyzerintherapie indiziert. Es zeigte sich in mehreren klinischen Studien, daß nach oraler Applikation von ISDN oder Nitroglyzerin der linksventrikuläre Füllungsdruck um bis zu 40% reduziert werden konnte. Besonders ausgeprägt war dieser Effekt bei Patienten mit erhöhten Füllungsdrücken.

Beim akuten Lungenödem ist Nitroglyzerin das Mittel der Wahl, da es wie ein „innerer Aderlaß" wirkt.

Hypertone Krise. Erst kürzlich wurde der erfolgreiche Einsatz von Nitroglyzerin bei einer hypertensiven Krise gezeigt. Es stellte sich hierbei heraus, daß bei Patienten der erhöhte linksventrikuläre Füllungsdruck innerhalb von 3–5 min nach sublingualer Applikation von Nitroglyzerin entscheidend erniedrigt werden konnte und es damit zu einer weitgehenden Verminderung des Hochdrucks kam.

Myokardinfarkt. Unter der Nitrattherapie kam es bei Patienten mit frischem Herzinfarkt zu einer deutlichen Besserung der Dyspnoe und zu einer Senkung der Schmerzschwelle, was eine Einsparung von Morphium bedeutet. Besonders bei Patienten mit Linksherzinsuffizienz kam es durch Nitroglyzerin zu einer Besserung der Myokardischämie, was sich in einer Anhebung der ST-Streckensenkung im Belastungs-EKG zeigte (Bussmann 1980). Dies scheint auch ein Grund für das seltenere Auftreten von ventrikulären Extrasystolen zu sein, das eine Einsparung von Lidocain bedeutet. Ebenso nahm unter der Nitroglyzerintherapie die Bradykardieneigung ab, was sich in einer zusätzlichen Einsparung von Atropin bemerkbar macht.
Der günstige Wirkungsmechanismus von Nitroglyzerin beim frischen Herzinfarkt hat mehrere Ursachen. Von primärer Bedeutung ist der venöse Pooleffekt. Dadurch wird die diastolische Wandspannung gesenkt und der Sauerstoffverbrauch reduziert.
Auch wenn nach einem Infarkt ein kardiogener Schock auf dem Boden einer Ventrikelseptumruptur oder einer Papillarmuskelfunktionsstörung auftritt, hat sich der Einsatz von Nitroglyzerin bewährt. Nitroprussidnatrium, der Prototyp eines Vasodilatators im klinischen Bereich, kann im Fall eines großen transmuralen Herzinfarkts durch eine Reduzierung der systolischen Wandspannung über eine Umverteilung des Bluts die Gefahr eines sich entwickelnden Aneurysmas einschränken oder aber zumindest die Größe vermindern. Die Substanz hat eine günstige Wirkung bei Patienten mit akuter Myokardischämie und frischem Herzinfarkt, besonders dann, wenn sie rechtzeitig appliziert wird, bevor es zu einer irreversiblen Ischämie kommt.
Ferner hat sich der Einsatz von Nitraten bei der linksventrikulären Angiographie als nützlich erwiesen, um Funktionsstörungen des lin-

ken Ventrikels besser beurteilen zu können. Spasmen der Koronararterien sind nicht nur Ursache der Prinzmetal-Angina mit oder ohne obstruktive Koronarerkrankung, sondern spielen möglicherweise auch eine mehr oder weniger große Rolle beim akuten Myokardinfarkt, der Belastungsangina und der instabilen Angina.

Zur Behandlung dieser Gefäßspasmen sind Nitrate nach wie vor Mittel der Wahl, obwohl in letzter Zeit auch mit anderen Pharmaka, z. B. Nifedipin, gute therapeutische Erfolge erzielt werden konnten.

11.3.2 Molsidomin, Koronartherapeutikum zur Senkung der myokardialen Wandspannung

Molsidomin (Corvaton Tabletten à 2 mg) ist eine neue Substanz, welche sowohl nach tierexperimentellen als auch nach klinischen Untersuchungsbefunden günstige Effekte bei der Behandlung der koronaren Herzkrankheit zeigte. Die Substanz gehört zu den sog. Sydnoniminen, einer bisher mit keiner der bekannten Koronartherapeutika verwandten Stoffklasse.

Der Wirkungsmechanismus von Molsidomin besteht in einer vorwiegend venösen Tonusrelaxation, wodurch die kardiale Zuflußbelastung vermindert wird. Daraus resultiert eine Verkleinerung der Herzgröße und eine Abnahme des systolischen Blutdrucks. Molsidomin besitzt demnach eine den Nitraten vergleichbare Wirkung, obwohl zwischen den beiden Stoffgruppen keine chemisch-strukturellen Ähnlichkeiten bestehen.

Molsidomin eignet sich jedoch nicht zur akuten Anfallsbehandlung der Angina pectoris, da der Effekt später als 10 min nach oraler Applikation einsetzt. Die Wirkungsdauer von Molsidomin hält mindestens 6 h an. Somit kann ein tägliches Dosierungsschema von 3 × 2 mg Molsidomin als ausreichend effektiv empfohlen werden.

Molsidomin erwies sich in zahlreichen klinischen Studien als ein Pharmakon mit gut steuerbaren Eigenschaften und einer geringen Nebenwirkungsquote. Gelegentlich treten unter der Therapie Kopfschmerzen auf, aber sehr viel seltener als bei der Anwendung von Nitraten. Hervorzuheben ist jedoch die schnelle und vollständige Resorption.

In therapierefraktären Fällen mit Nitraten oder bei Patienten, bei denen Nitratverbindungen aus Gründen auftretender Nebenwirkungen (besonders Nitratkopfschmerz) nicht angewendet werden können, hat sich Molsidomin als eine wertvolle Alternative bewährt. Die Substanz besitzt keine kardiodepressiven Eigenschaften. Aufgrund des multifaktoriellen Wirkungsbildes ist die Anwendung von Molsidomin auch bei der Behandlung einer Koronarinsuffizienz mit stenokardischem Beschwerdebild indiziert.
Kontraindiziert ist Molsidomin bei schwerer Hypotonie und bei kardiogenem Schock wegen der Neigung zur zusätzlichen Blutdrucksenkung.

11.3.3 Betarezeptorenblocker

Betarezeptorenblocker sind in der Behandlung der koronaren Herzkrankheit nicht mehr wegzudenken. Durch die Gabe von Betarezeptorenblockern kommt es zur Abschwächung der Reaktion eines Sympathikusreizes und somit zur Senkung des Sauerstoffverbrauchs. Dadurch wird das durch die Gefäßeinengung begrenzte Sauerstoffangebot nicht überfordert. Dem Mißverhältnis zwischen Sauerstoffbedarf und Sauerstoffversorgung des Myokards wird vorgebeugt. Die Betarezeptorenblocker dienen damit in erster Linie der Anfallprophylaxe. Die kompetitive Hemmung der Betarezeptoren des Herzens durch die Betarezeptorenblockade führt zu einer geringeren Einflußnahme oder gar Ausschaltung der sympathischen Überträgerstoffe auf das Herz.

Die Betarezeptorenblocker führen bei der Angina pectoris zu folgenden hämodynamischen Veränderungen:

1. Senkung der Herzfrequenz.
2. Senkung des arteriellen Blutdrucks, was zu einer Senkung der linksventrikulären Nachbelastung führt.
3. Negativ inotroper Effekt, Abnahme der Kraft und Geschwindigkeit der isometrischen Kontraktion, Verlängerung der linksventrikulären Austreibungszeit.

Durch den negativ chronotropen und negativ inotropen Effekt sowie durch die arterielle Blutdrucksenkung kommt es zu einer Einsparung des Sauerstoffverbrauchs. Des weiteren nehmen bei Koronarpatienten unter Betarezeptorenblockern die maximale Druckanstiegsgeschwindigkeit im linken Ventrikel und die Faserverkürzungsgeschwindigkeit ab.

Indikationen für Betablocker

Hypertonie

Angina pectoris (Koronare Herzkrankheit)

Tachykarde Herzrhythmusstörungen

Hyperkinetisches Herzsyndrom

Hypertrophisch obstruktive Kardiomyopathie (Idiopathische hypertrophe Subaortenstenose)

Glaukom

Vegetative Überregbarkeit (Streß)

Angstzustände

Essentieller Tremor

Hyperthyreose – thyreotoxische Krise

Migräne

Thyreotoxische Krise nach vorausgegangener Alphablockade

Besonders deutlich ist der Effekt der Betablocker während körperlicher Belastung. Unter diesen Umständen reduzieren diese Substanzen die Kontraktilität des Myokards und das sogenannte Druck-Frequenz-Produkt (systolischer Blutdruck · Herzfrequenz). Das bedeutet, daß bei geringer Herzarbeit die Angina-pectoris-Schwelle heraufgesetzt wird. Die Folge davon ist, daß die Häufigkeit der Angina-pectoris-Anfälle und der Nitratverbrauch deutlich vermindert werden. Die Angina-pectoris-Patienten können körperlich wesentlich höher belastet werden. Es kommt i. allg. zu einem Anstieg der Belastungstoleranz zwischen 25 und 80% gegenüber dem Ausgangswert. Die Schmerzattacken nehmen durchschnittlich zwischen 50 und 80% ab, und es kann in einzelnen Fällen sogar zu einer völligen Beschwerdefreiheit kommen.

Man kann heute trotz noch gebotener Zurückhaltung annehmen, daß Betablocker in der Lage sind, die Entstehung von Myokardinfarkten und deren Ausdehnung zu reduzieren. Dies kann durch einen poly-

Tabelle 20. Kardioprotektive Wirkung von Betablockern

1. Verminderung des O_2-Verbrauchs, Ausschaltung von Arbeitsüberlastung
2. Reduktion der Infarkthäufigkeit oder, falls ein Infarkt eingetreten ist, Verkleinerung des Infarktareals
3. Reduktion der Häufigkeit des plötzlichen Herztods als Folge schwerer Herzrhythmusstörungen

valenten Wirkungsmechanismus erklärt werden, vor allem aber durch die Herabsetzung der Herzfrequenz, die Verminderung der systolischen Wandspannung des Ventrikels und die Ausschaltung lokaler und systemischer Katecholaminwirkungen. Betablocker schirmen dabei vornehmlich die kardialen β_1-Rezeptoren vor überschießenden Katecholamineinflüssen ab. Der positiv chronotrope, dromotrope, bathmotrope und inotrope Einfluß des Sympathikus wird abgeschwächt.

Der entscheidende Effekt der Betablocker bei der Behandlung der koronaren Herzkrankheit ist sicherlich die Reduktion des myokardialen Sauerstoffverbrauchs, vor allem in seinen Spitzenwerten (s. Tabelle 20).

Weiterhin vermögen diese Substanzen die Häufigkeit des Kammerflimmerns nach einem Koronarverschluß herabzusetzen, und zwar durch den gleichen Mechanismus wie bei der beschriebenen Infarktverminderung oder -verkleinerung. Zusätzlich wird aber auch der antiarrhythmische Effekt gewisser Betablocker dafür verantwortlich gemacht. Unter Belastung wird also eine übermäßige Steigerung der Herzfrequenz vermieden, die Kontraktilität vermindert. Durch diese Hemmung des Einflusses des sympathischen Nervensystems bewirkt man eine Einsparung an Sauerstoff. Damit geht eine Erhöhung der Belastungstoleranz einher. Diese erwünschten Effekte werden mit dem Nachteil einer Zunahme des enddiastolischen Drucks ebenso wie mit einer evtl. Zunahme der myokardialen Komponente des Koronarwiderstands in Kauf genommen. Bei den sog. kardioselektiv wirkenden Betarezeptorenblockern ist die Wirksamkeit am Herzen größer als an den anderen Organen, insbesondere im Verhältnis zur Wirkung an der Bronchialmuskulatur. Bei der Verordnung dieser Präparate ist die Tatsache sorgfältig zu beachten, daß das insuffiziente Herz in vermehrtem Maß auf den erhöhten Antrieb durch

Katecholamine angewiesen ist. Bei einer Wirkungshemmung der Katecholamine durch die Betarezeptorenblocker kann deshalb aus einer latenten eine manifeste Herzinsuffizienz werden. Deshalb muß bei entsprechenden Patienten eine vorherige Digitalisierung stattfinden.

Absolute Kontraindikationen für Betablockertherapie

Nicht kompensierte Herzinsuffizienz
AV-Block 2. und 3. Grades
Sick Sinus-Syndrom
Asthma bronchiale

Relative Kontraindikationen für Betablocker

AV-Block I. Grades
Bradykardie
Obstrukt. Atemwegserkrankungen
Raynaud-Syndrom
Insulinpflichtiger oder mit oralen Antidiabetika behandelter Diabetes mellitus

Vorsicht bei der Anwendung von Betarezeptorenblockern ist jedoch bei bradykarden Rhythmusstörungen und/oder Reizleitungsstörungen geboten, ebenso bei ausgeprägten obstruktiven Ventilationsstörungen und bei manifester Herzinsuffizienz. Als unerwünschte Nebenwirkungen können Blutdruckabfall, Bradykardie, gastrointestinale Störungen, Herzinsuffizienz und Bronchospasmen auftreten. Bisher galt auch die arterielle Verschlußkrankheit der Beine als Kontraindikation. Eigene Voruntersuchungen erbrachten jedoch, daß dies zumindest für das häufigste Stadium II unter bestimmten Voraussetzungen nicht zutrifft. Diese Nebenwirkungen können durch die Verwendung von sogenannten kardioprävalenten Betablockern (Metoprolol, Atenolol) stark vermindert werden. In Tabelle 21 sind die Eigenschaften ausgewählter Betablocker dargestellt.
Als antianginöse Standardtherapie gilt die Kombination von Nitraten und Betablockern. Voraussetzung für eine derartige Therapie ist eine

Tabelle 21. Eigenschaften einiger ausgewählter (unverbindliche Auswahl) Betablocker

Freinamen	Warenzeichen	Hersteller	Lipophilie	Membran stabil	Kardio-prävalenz	intrinsic activity	Eiweiß-bindung (%)	Eliminations-halbwertszeit (h)	Gesamtkörper-clearance (l/min)	Urinausscheidung der unveränderten Substanz (% d. Dosis)	Gesamtaus-scheidung (% d. Dosis)	Verteilungs-halbwertszeit (min)	Verteilungs-volumen (1/kg)
Propranolol[a, b]	Dociton	Rhein-Pharma	+++	++	0	0	90	2–3	1,0	<1	>90	10	3,6
Alprenolol[a]	Aptin	Astra Chemicals	+++	+	0	+	90	2–3	1,2	<1	>90	–	3,3
Metroprolol[c]	Beloc Lopresor	Astra Chemicals Geigy	0	(+)	+	0	12	3–4	1,1	≈3	>95	12	5,6
Oxprenolol[b]	Trasicor	Geigy	++	+	0	+	–	1–2	0,6	–	70–95	19	1,2
Pindolol	Visken	Sandoz	+	(+)	0	++	60	3–4	0,4	≈40	70–80	–	2,0
Atenolol[b]	Tenormin	ICI-Pharma	0	0	+	0	5	6–9	0,1	≈40[d]	≈40	20–30	0,7

[a] Bilden biologische Metabolite
[b] Unvollständige und langsame enterale Resorption
[c] Nach enteraler Resorption teilweise Inaktivierung in der Leber (first pass effect)
[d] 100% der absorbierten Dosis

normale linksventrikuläre Pumpenreaktion. Die bei Einzelgabe auftretenden unerwünschten pharmakologischen Effekte werden durch die Kombination gegenseitig ausgeglichen. So werden die für den myokardialen Sauerstoffverbrauch negativen Eigenschaften der Nitrate, wie z. B. Herzfrequenzbeschleunigung, durch die Betablocker aufgehoben. Auch die beim negativ chronotropen und negativ inotropen Effekt der Betablocker auftretende Erhöhung des Füllungsdrucks kann durch die gleichzeitige Gabe von Nitraten weitgehend verhindert werden.

Weiterhin zeigt die Kombinationstherapie von Betarezeptorenblokkern mit Nitraten, daß beide Substanzen eine additive Wirkung auf die ischämische ST-Streckensenkung im Belastungs-EKG von Koronarpatienten aufweisen. Die Kombination von kardioselektiven Betarezeptorenblockern mit Nitritkörpern stellt heute deshalb die mit Recht zweckmäßigste und wirkungsvollste Kombination in der Pharmakotherapie der Angina pectoris dar.

Gewarnt werden muß vor einem plötzlichen Absetzen der Betablokker, da sich ein überschießender sympathischer Tonus ausbilden kann. Dieser sog. Reboundeffekt sollte durch ein ausschleichendes Absetzen auf jeden Fall verhindert werden.

11.3.4 Kalziumantagonisten

Zu Beginn der 60er Jahre wies Fleckenstein zum ersten Mal auf die Substanzgruppe der Kalziumantagonisten hin. Er beobachtete, daß Verapamil oder Prenylamin und Ca^{++}-Entzug experimentell am isolierten Herzen zu ähnlichen Effekten führen können. Seine Arbeitsgruppe konnte nachweisen, daß die Kalziumantagonisten eine vasodilatatorische Komponente besitzen, das koronare Sauerstoffangebot steigern und gleichzeitig den Sauerstoffbedarf des Myokards reduzieren, d. h. zu einer Einschränkung des myokardialen Tätigkeitsstoffwechsels führen (Fleckenstein u. Fleckenstein-Grün 1978). Dieser Wirkungsmechanismus der Kalziumantagonisten am kardiovaskulären System wird erklärt durch eine Hemmung der transmembranären Ca^{++}-Bewegungen durch die Zellwände der erregten Herzmuskelzelle bzw. der glatten Gefäßmuskulatur der großen Koronarien und Arterien des Systemkreislaufs (Hemmung der elektromechanischen

Koppelung). Genauer gesagt besteht die Grundwirkung der Kalziumantagonisten in einer Hemmung des Einwärtsstroms durch die Zellwände des Myokards (langsamer Kanal). Bei dem „langsamen Einwärtsstrom" bilden bekanntlich die Kalziumionen unter physiologischen Bedingungen die wichtigsten Ladungsträger.

Diese in die Herzmuskelzelle während des Aktionspotentials einströmenden Ca^{++}-Ionen bestimmen die Stärke der myokardialen Kontraktion. Somit haben die meisten in der Therapie verwendeten Kalziumantagonisten infolge der Hemmung des langsamen Einwärtsstroms in vitro eine negativ inotrope Wirkung. Diese Abnahme der Kontraktionskraft spielt jedoch unter in-vivo-Bedingungen eine untergeordnete Rolle, da es als Folge der peripheren Vasodilatation zu einer reflektorischen Zunahme der Kontraktionskraft kommt, wodurch die direkte negativ-inotrope Wirkung der Kalziumantagonisten aufgehoben werden kann.

Auch der negativ chronotrope Effekt der Kalziumantagonisten in vitro, ausgelöst durch eine Verlangsamung der diastolischen Depolarisation, spielt in vivo, wie die negativ inotrope Wirkung, eine untergeordnete Rolle, da er auf reflektorischem Weg in der Regel wieder ausgeglichen wird.

Als Hauptwirkung der Kalziumantagonisten in der Therapie der koronaren Herzkrankheit sind demnach zu nennen:

1. Reduktion des myokardialen Energie- und Sauerstoffbedarfs durch Reduktion der Wandspannung und Kontraktilität.
2. Senkung des arteriellen Gefäßwiderstands durch einen periphervasalen Angriffsmechanismus.
3. Verminderung der kardialen Nachbelastung.
4. Koronardilatierende Wirkung mit Absinken der vasalen Komponente des Koronarwiderstands, wodurch es zur Verbesserung der myokardialen Sauerstoffversorgung kommt.
5. Steigerung des poststenotischen Koronarflusses und damit Steigerung des Sauerstoffangebots.

Eine unverbindliche Auswahl häufig verwendeter Kalziumantagonisten ist in Tabelle 22 zusammengestellt. Der Wirkungsmechanismus der genannten Substanzen ist grundsätzlich gleich. Jedoch ist der klinische Effekt dieser Präparate aus bisher weitgehend unbekannten Gründen nicht einheitlich, so unterscheiden sie sich z. B. in bezug auf

Tabelle 22. Unverbindliche Auswahl häufig verwendeter Kalziumantagonisten

Freinamen	Warenzeichen	Hersteller
Nifedipin	Adalat	Bayer
Fendilin	Sensit	Thiemann
Perhexilin	Pexid	Merrell
Prenylamin	Segontin	Hoechst
Verapamil	Isoptin	Knoll

das Ausmaß ihrer negativ inotropen und negativ dromotropen Effekte.

In der Behandlung der Angina pectoris werden Kalziumantagonisten als Alternative oder Ausweichmöglichkeit immer häufiger verwendet. Bisher konnte für Verapamil (Isoptin), Perhexilin (Pexid) und Nifedipin (Adalat) eine sichere antianginöse Wirkung nachgewiesen werden, die primär mit der Senkung des myokardialen Sauerstoffverbrauchs durch die reduzierte Herzarbeit erklärt werden kann. Der Grund dafür ist eine Verminderung der Vor- (preload) und insbesondere der Nachbelastung (afterload) des Herzens infolge der direkten Erschlaffung der glatten Gefäßmuskulatur. Im wesentlichen ist dies also ein extrakardialer Effekt.

Kalziumantagonisten galten bei der Therapie der Angina pectoris bis vor kurzem als Mittel zweiter Wahl. Nach wie vor spielen die Nitroverbindungen, speziell Nitroglyzerin und Amylnitrit, die entscheidende Rolle, es sei denn, die Nitrokörper werden wegen starker Kopfschmerzen oder orthostatischer Störungen nicht toleriert. In diesem Fall stellen die Kalziumantagonisten eine echte Alternative dar, besonders dann, wenn die Therapie mit Betarezeptorenblockern wegen Nebenwirkungen oder Kontraindikationen (Asthma bronchiale, schwer einstellbarer Diabetes mellitus mit Neigung zu Hypoglykämie) nicht möglich ist.

Bei der Prinzmetal-Angina (variant angina) stehen nächtliche Angina-pectoris-Anfälle und Ruheschmerzen im Vordergrund. Hier gelten Kalziumantagonisten schon als Mittel erster Wahl, da ihre gefäßmuskelerschlaffende Wirkung einen günstigen Effekt auf die bei dieser Form der Angina angenommenen Koronarspasmen hat. Betablocker sind hier fehl am Platz, weil sie die möglichen Koronarspasmen durch Verengung der Koronargefäße und der peripheren Gefäße noch zusätzlich verstärken können.

Bei Patienten mit koronarer Herzkrankheit und gleichzeitig bestehender Hypertonie haben sich Verapamil oder Nifedipin gut bewährt. Koronare Herzkranke in Verbindung mit tachykarden Herzrhythmusstörungen konnten ebenfalls mit Verapamil oder Perhexilin erfolgreich behandelt werden.

Als Kontraindikationen für Kalziumantagonisten sind die manifeste Herzmuskelinsuffizienz (zusätzlich Digitalis), der kardiale Schock und ausgeprägte Bradykardien, besonders aufgrund höhergradiger AV-Blockierungen, zu nennen. Abschließend sei darauf hingewiesen, daß die gleichzeitige Applikation von Kalziumantagonisten und Betarezeptorenblockern sich gefährlich auswirken kann, da sich die kardiodepressiven und AV-blockierenden Wirkungen beider Substanzgruppen addieren können.

11.3.5 Sogenannte Koronardilatatoren

Allgemein sind die Vasodilatantien in der Behandlung arterieller Verschlußkrankheiten sämtlicher Gefäßprovinzen sehr umstritten. Dies gilt insbesondere für die zerebrale und koronare Region mit ihrer fein reagierenden Autoregulation. Ausgehend von der Ansicht, daß bei diesem Krankheitsbild ein Mißverhältnis zwischen Blutzufuhr und Nährstoffbedarf besteht, wurden seit Jahren gefäßerweiternde Substanzen angewendet. Davon ist man heute jedoch weitgehend abgekommen, weil eine systemisch durchgeführte Vasodilatation den gesamten Gefäßbereich erfaßt. Dabei werden die gesunden Gefäßabschnitte schneller und besser erweitert als die erkrankten. Somit besteht die Gefahr, daß es in dem bereits ischämischen Organbezirk zu einem vermehrten Blutentzug kommt (Borrowing-lending-Phänomen oder Stealeffekt), während es in Gebieten, in denen eine erhöhte Durchblutung nicht nötig ist, zu einem zunehmenden Blutangebot kommt (Hämometakinesie). Zumeist werden diese Vasodilatantien aber sowieso in unterschwelliger, unwirksamer Dosis verwendet.

Es kann heute zwar nicht mehr bezweifelt werden, daß bestimmte Substanzen auch beim Menschen in höchster Dosierung zu einer

Steigerung der Koronardurchblutung führen. Diese Zunahme der Koronardurchblutung erfolgt jedoch ausschließlich durch Beeinflussung des Gefäßwiderstands, also der vasalen Komponente. Der Gefäßwiderstand dürfte in einem hypoxischen Herzmuskelbezirk aber ohnehin schon seinen kleinstmöglichen Wert erreicht haben. Der physiologische Kompensationsmechanismus läuft bei einer Ischämie über nervale und humorale Mechanismen ab. Dabei kommt insbesondere der metabolischen Azidose eine besondere regulative Funktion zu.

Allein schon dadurch werden die Arteriolen maximal weit gestellt. Ob die Gabe von Koronardilatatoren bei Patienten mit Koronarsklerose letztendlich zu einer Vermehrung und Verbesserung der Kollateraldurchblutung führt, ist zweifelhaft. Auch die Ausbildung von Umgehungskreisläufen wird durch natürliche regulative Vorgänge und durch nachfolgendes Training erreicht. Die Langzeitbehandlung mit sog. Koronardilatantien ist also sehr umstritten. Für die akute Anfallbehandlung kamen diese Substanzen von vornherein nur als Verlegenheitstherapie zur Anwendung.

11.3.6 Weitere Koronartherapeutika

Für Cabochromen gilt in dieser Hinsicht das gleiche wie für die Kalziumantagonisten. Die Substanz erweitert die Koronargefäße; es wirkt ohne Vermittlung durch Adenosin. Der therapeutische Effekt ist jedoch fraglich. Clinium und Reoxyl verstärken die Wirkung von Adenosin als gefäßerweiternde Substanz und scheinen bei langfristiger Applikation die Anfallshäufigkeit bei Angina pectoris herabzusetzen. Kontraindiziert sind diese Substanzen bei Infarkten sowie bei Reizbildungs- und Reizleitungsstörungen. Oxyfedrin hat eine leichte Betarezeptoren-stimulierende Wirkung, die in einer Steigerung der Druckanstiegsgeschwindigkeit auch beim digitalisierten Patienten nachgewiesen werden kann. Die Steigerung der Koronardurchblutung scheint über eine Steigerung des Herzstoffwechsels zustande zu kommen. Besonders der Herzfrequenzanstieg kann bei älteren bradykarden Patienten ausgenutzt werden. Oxyfedrin gehört sicher nicht zu den Substanzen mit prompter Wirkung im anginösen Anfall, wenngleich eine sofortige Ansprechbarkeit bei Patienten beschrieben worden ist, sondern ist eher bei bestimmten Voraussetzungen für die Langzeitbehandlung gedacht.

Andere Medikamente zur Beeinflussung der Viskosität bzw. Verbesserung der rheologischen Eigenschaften sind bisher weniger im Einsatz, wie beispielsweise niedermolekulare Dextrane oder auch Pentoxyfillin. Ebenso wird eine sog. isovolämische Hämodilution, wie sie bei schweren Stadien der peripheren arteriellen Verschlußkrankheit eingesetzt wird, nicht praktiziert, könnte aber sicherlich bei einer gleichzeitig bestehenden Polyglobulie von zusätzlichem Nutzen sein. Es scheint, daß den rheologischen Problemen der Mikrozirkulation im koronaren Bereich bisher noch zu wenig Beachtung geschenkt wurde. Ebenso ist der bei der arteriellen Verschlußkrankheit bisher offensichtlich mit großem Erfolg genutzte intraarterielle Einsatz von Prostacyclinen noch nicht erprobt worden.

11.3.7 Herzglykoside

Auch diese Medikamentengruppe vermag aufgrund ihrer positiv inotropen Eigenschaft einen myokardial erhöhten Koronarwiderstand zu senken. Damit ist gleichzeitig eine Abnahme der Frequenz verbunden. Den günstigen Wirkungen der Digitalisglykoside stehen aber auch zahlreiche unerwünschte Effekte gegenüber, wie eine Steigerung des myokardialen Sauerstoffverbrauchs und eine vermehrte Neigung zu Rhythmusstörungen.

Der therapeutische Erfolg der Herzglykoside ist naturgemäß weitgehend von der Ursache abhängig, die zur Insuffizienz geführt hat. Die besten Ergebnisse werden bei Patienten erzielt, bei denen die Herzinsuffizienz infolge einer Arteriosklerose, eines Hochdrucks, eines Klappenfehlers, infolge von Vorhofflattern bzw. -flimmern oder einer akuten Barbituratvergiftung ausgelöst worden ist. Außerdem ist die Therapiechance davon abhängig, ob es sich um eine tachykarde oder bradykarde Herzmuskelinsuffizienz handelt.

Die Frage der Digitalisierung als Therapie der koronaren Herzkrankheit war lange umstritten, sie gilt auch jetzt noch nicht als restlos geklärt. Man kann sich aber insofern eindeutig festlegen, als Patienten mit manifester oder latenter Herzinsuffizienz in jedem Fall vorsichtig zu digitalisieren sind. Ohne Zeichen einer Herzinsuffizienz ist eine Digitalisierung nicht notwendig. Ruhe- oder Belastungsdyspnoe, Nykturie, Tachykardie, pathologisches Ruhe-EKG oder Vorhofflimmern sollten in jedem Fall zu einer Digitalisierung veranlassen. Selbstverständlich gibt es immer Zweifelsfälle, die keine eindeutige Zuordnung zu den beiden sicheren Gruppen latente oder manifeste Insuffizienz bieten.

Im Zweifelsfall sollte eine sog. probatorische Digitalisierung erfolgen. Hier ist immer noch ein breiter Spielraum für die persönliche Erfahrung des Arztes gegeben. Bei Formen von Sinusbradykardie und bei AV-Block ersten Grades können auch bei vorliegenden Insuffizienzzeichen Digitalisglykoside nur sehr vorsichtig und unter strenger Überwachung eingesetzt werden. Eventuell kann der Versuch einer Kombination mit Orciprenalin oder Oxyfedrin gemacht werden. In der Regel empfiehlt sich jedoch die rechtzeitige Implantation eines Herzschrittmachers, der eine adäquate Therapie mit Digitalisglykosiden zu einem späteren Zeitpunkt ermöglicht. Neuerdings wird der Einsatz von Nitraten bei akutem Lungenödem vorgenommen, wie schon besprochen.

11.3.8 Antikoagulantien und Antiaggregativa

Die Wirkung der Antikoagulantien beruht auf einer Verlangsamung oder Unterbrechung der Fibrinbildung. Die Wirkung der Thrombozytenaggregationshemmer vom Typ Acetylsäure oder vom Typ des Dipyramidols beruht auf einer Hemmung der spontan gesteigerten Plättchenaggregation, wobei eine direkte Wirkung auf die Thrombozyten bzw. eine Hemmwirkung auf plättchenaggregierende Plasmafaktoren angenommen wird.

Der Einsatz und vor allem die Dauer der Behandlung mit Antikoagulantien sind sowohl bei der Angina pectoris als auch beim Herzinfarkt umstritten. Man neigt heute mehr zu der Annahme, daß eine Antikoagulantientherapie die Verhinderung eines Reinfarktes nicht sicherstellt. Deswegen behandelt man nach einem eingetretenen Herzinfarkt nur noch über sechs Wochen mit Antikoagulantien. Aufgrund eindeutiger in-vitro-Ergebnisse einerseits und der wirkungsvollen Reduzierung vor allem venöser Thromben und damit thromboembolischer Komplikationen andererseits befürworten wir auch bei einer schweren Angina pectoris mit einem drohenden Herzinfarkt die Antikoagulation, obwohl wir wissen, daß wir damit nur einen einzelnen Faktor bei diesem polyätiologischen Leiden ausschalten können. Sollten Kontraindikationen für eine Antikoagulation vorliegen, ist auf alle Fälle die Gabe von Antiaggregativa vorzunehmen, die immer mehr an Bedeutung gewinnen. So konnte innerhalb der ersten, durchschnittlich 16 Monate mit Sulfinpyrazon (Anturano) behandelten Gruppe in einer Dosierung von 800 mg/pro die die Letalität nach einem Infarkt um 32%, der plötzliche Herztod sogar um 43% gesenkt werden. Dieses günstige Ergebnis ist auf die Reduktion des plötzlichen Herztod im Zeitraum vom 2. bis 7. Monat nach dem Infarkt zurückzuführen (Sherry 1980). In diesem Zusammenhang sollte jedoch erwähnt werden, daß die Rate der Reinfarkte und die Anzahl der Angina pectoris Anfälle durch Anturano, dessen Wirkmechanismus bisher noch nicht geklärt ist, nicht vermindert wurden. Auch die vorläufigen Ergebnisse der Persantin-Acetylsalizylsäure-Reinfarktstudie (Asasantin) sprechen für einen Schutz signifikanten Ausmaßes vor einem tödlichen oder nichttödlichen Reinfarkt innerhalb von 24 Monaten (Klimt u. Stamler 1980).

Die koronare Todesrate in der Asasantingruppe war bei den Patienten, die innerhalb von 6 Monaten nach dem letzten Infarkt in die Studie aufgenommen wurden, nach 36 Monaten um 63,5% signifikant vermindert (The Persantine-Aspirin-Reinfarction Study Research Group 1980). Nach den Ergebnissen der unter gleichen Bedingungen durchgeführten Aspirinmyokardinfarktstudie (AMIS 1980) war die Verordnung von Acetylsalicylsäure allein zur Reinfarktprophylaxe nicht mehr als ausreichend anzusehen.

11.3.9 *Zusätzliche medikamentöse Maßnahmen*

Wenn der akute Angina-pectoris-Anfall allein durch Nitrokörper nicht vollständig zu kupieren ist, empiehlt sich die zusätzliche Gabe von Sedativa vom Typ des Diazepam, Chlordiazepoxid oder Oxazepam und ggf. die Gabe von Analgetika.

Die Psychopharmaka senken durch die Ruhigstellung des Patienten den Sauerstoffverbrauch des Organismus und damit die Anforderung an das Myokard.

12 Therapie des akuten Herzinfarkts

12.1 Akutmaßnahmen in der Praxis

Aufgrund der Kenntnis der Häufigkeit sowohl der ursächlichen Faktoren des plötzlichen Herztods (Tabelle 23) als auch der häufigsten lebensbedrohlichen Komplikationen (Tabelle 24) haben sich die folgenden therapeutischen Maßnahmen in der Praxis durchgesetzt.

Innerhalb des 1. Jahres sterben am Erstinfarkt:
48% Männer und 57% Frauen.
75% von diesen – altersunabhängig – sterben innerhalb der ersten 4 Wochen. Davon sterben:
- $^1/_3$ innerhalb der ersten 15 Minuten
- $^1/_3$ innerhalb der ersten 6 Stunden
- $^1/_3$ innerhalb von 28 Tagen

12.1.1 Allgemeine Maßnahmen

- Bequeme Lagerung und medikamentöse Ruhigstellung (z. B. Diazepam).
- Schmerzbekämpfung mit stark wirksamen Analgetika (z. B. Pentazocin) bis zu Morphinderivaten. Alle Injektionen sind intravenös vorzunehmen. Subkutane Injektionen sind wegen des langsamen Wirkungseintritts, intramuskuläre Injektionen wegen des Anstiegs der CPK und möglicher Komplikationen bei nachfolgender Antikoagulantientherapie zu vermeiden. Wenn unbedingt notwendig, dann in jedem Fall in den Deltamuskel.

Tabelle 23. Ursächliche Faktoren des plötzlichen Herztods

1. Stenosierende Koronarerkrankungen (> 80%)
2. Kongenitale Fehlbildungen (Koronararterien, Herzklappen, herznahe Gefäße)
3. Akute oder subakute Endo- und Myokarditiden
4. Herztumoren
5. Rupturierte Aneurysmata
6. Exogene Einwirkungen
   a) Traumen
   b) Extreme körperliche Anstrengungen bei Kälte und Wärme
   c) Höhe?

Tabelle 24. Lebensbedrohliche Komplikationen des Herzinfarkts

1. Herzrhythmusstörungen
   Tachykardie – Kammerflimmern
   Bradykardie – Asystolie
2. Herzinsuffizienz
   Allgemeine myokardiale Kontraktionsinsuffizienz:
       Lungenödem – kardiogener Schock
   Spezielle Formen:
       Herzwandaneurysma – Herzruptur
       Papillarmuskelabriß – akute Mitralinsuffizienz
3. Thromboembolie
   Wandständige Thrombose – arterielle Embolie
   Venöse Thrombose   – Lungenembolie

Tabelle 25. Basistherapie beim frischen Herzinfarkt, wobei hier die Komplikationen mit ihren speziellen Behandlungsformen nicht berücksichtigt sind

Unruhe	Diazepam
Schmerz	Pentazocin, Nitrokörper
Sinusbradykardie	Atropin
Extrasystolie	Xylocain
Hypovolämie	Volumenersatz
Hypervolämie	Furosemid
Hypoxie	Sauerstoff
Azidose	Bikarbonat
Linksherzinsuffizienz	Digitalis, Nitrokörper, evtl. Nitroprussid, Furosemid
Hypertonie	Nitrokörper, evtl. Clonidin, Nitroprussid
Hypotonie	Dopamin, Akrinor

- Behandlung und Vorbeugung kardialer Komplikationen: Bei Bradykardie Atropin, Orciprenalin, Oxyfedrin, bei Rhythmusstörungen Lidocain. Ajmalin etc., evtl. schon prophylaktisch 300 mg i. m. in den M. deltoides (gute Erfolge bezüglich der Häufigkeit ventrikulärer Arrhythmien und Letalität sind mitgeteilt (Diederich u. Mitarb. 1979). Bei kardialen Insuffizienzzeichen Diuretika und Sauerstoff, evtl. schnell wirksame Herzglykoside.
- Eventuell 10000 I. E. Heparin i. v.

Eine Zusammenfassung der Basistherapie zeigt Tabelle 25. Ziel der Akutmaßnahmen soll sein, den Patienten transportfähig zu machen. Bei langen Transporten ist es angebracht, eine i. v.-Infusion mit Bikarbonat anzulegen. Eine Begleitung durch den Arzt ist empfehlenswert. Häufig wird eine Entlastung des Herzens durch leichte Gefäßerweiterung mit entweder Glyzerintrinitrat oder Nitroprositnatrium angestrebt. Es sollte dabei aber ständig beachtet werden, daß der Blutdruck nur wenig absinkt.

12.1.2 Maßnahmen bei akuter Linksherzinsuffizienz

Ein akutes Lungenödem kann später, aber auch sofort bei Eintritt des Infarkts als schwere Komplikation in Erscheinung treten. Das durch die Lungenstauung sich entwickelnde Ödem ist zunächst im Interstitium lokalisiert, bei Zunahme des Linksherzversagens, bei unzureichender Lymphdrainage tritt Ödemflüssigkeit auch in die Alveolen aus. Erst dann können die typischen Rasselgeräusche gehört werden. Zuvor sind die klinischen Leitsymptome, nämlich stärkste Atemnot mit Orthopnoe und meist blutig tingiertem schaumigem Auswurf auf den ersten Blick zu erkennen. Das Brodeln und Rasseln über der Lunge hört man mitunter schon auf Entfernung auch ohne Stethoskop. Hinzu kommt ein weiteres klinisches Symptom, nämlich die durch die gestörte Sauerstoffdiffusion entstehende Zyanose. Zur Entlastung des Lungenkreislaufs muß der Patient in aufrechtsitzende Stellung mit herabhängenden Beinen gebracht werden. Wenn vorhanden, ist Sauerstoff in hoher Konzentration per Nasensonde oder Gesichtsmaske zuzuführen.

Eine dramatische Besserung bringt häufig die Gabe von Opiaten wie Hydromorphon-HCl plus Atropin oder Oxycodon. Dosierung:

1 Ampulle i. m. oder ½ Ampulle i. v. Zur Sedierung und gleichzeitig zur Unterdrückung eines Brechreizes, der nach Gabe der Opiate auftreten kann, können ggf. zusätzlich 50 mg Promethyzin oder Chlorpromazin gegeben werden. Liegen zusätzlich obstruktive Atemwegserkrankungen vor, dürfen Opiate natürlich nicht eingesetzt werden. In solchen Fällen beschränkt man sich auf Phenothiazinderivate und zusätzlich 0,24–0,48 g Theophyllin, z. B. Theophyllin und Äthylendiamin.

Die Gabe schnell wirksamer Diuretika trägt mit zur Entlastung des kleinen Kreislaufs bei, z. B. 40–80 mg i. v. Furosemid. Zusätzlich kann eine Stabilisierung der Situation auch durch einen blutigen oder unblutigen Aderlaß erreicht werden. Ein Aderlaß von 200–400 ml bewirkt häufig schon eine deutliche Senkung des Lungenkapillardrucks. Einen sog. „unblutigen Aderlaß" durch Blutumverteilung und dadurch bedingte Entlastung des Lungenkreislaufs erzielt man durch Erwärmung der herabhängenden Beine mit feuchtheißen Kompressen oder durch ein heißes Bad. Eine weitere Möglichkeit bietet das rotierende Anlegen von Blutdruckmanschetten an drei Extremitäten. Sie werden auf etwa 50 mmHg aufgepumpt und so ausgewechselt, daß eine Extremität nie länger als 20 min gestaut bleibt. Der „unblutige Aderlaß" empfiehlt sich bei Patienten mit niedrigem Hämatokritwert, also z. B. bei Patienten mit einer Niereninsuffizienz.

Zur Kausaltherapie sollten wirksame Herzglykoside eingesetzt werden, z. B. 0,25 g Strophanthin oder 0,2–0,4 mg β-Methyldigoxin. Dabei richtet sich der Einsatz von Herzglykosiden nach der vorausgegangenen Therapie. War der Patient nicht oder nur unzureichend digitalisiert, sollten Glykoside auf jeden Fall akut eingesetzt werden. Eine besonders günstige Wirkung der Glykoside ist verständlicherweise in Fällen mit hoher Kammerfrequenz zu erwarten.

Auch bei weniger dramatisch verlaufenden Zeichen der Linksherzinsuffizienz ist eine Digitalisierung unumgänglich notwendig. Man ist sich heute darüber völlig einig, daß, obwohl Digitalisglykoside bestimmte unerwünschte Nebenwirkungen wie eine Steigerung des myokardialen Sauerstoffverbrauchs und eine vermehrte Neigung zu Rhythmusstörungen haben, bei Vorliegen einer manifesten oder auch latenten Herzinsuffizienz unbedingt digitalisiert werden muß.

12.1.3 Maßnahmen bei kardiogenem Schock

Der kardiogene Schock ist eine Sonderform der totalen Herzinsuffizienz. Die Förderleistung des Herzens ist aus primärkardialer Ursache so stark reduziert, daß es zu einer völligen Hypoxämie mit metabolischer Azidose kommt. Klinisch ist der Zustand durch Zentralisation des Kreislaufs gekennzeichnet. Kalte und feuchte Extremitäten, Blutdruckabfall, Atemnot und Tachykardie treten als typische Symptome auf. Der sog. Schockindex nach Allgöwer muß über 1 liegen, d. h. systolischer Blutdruck unter 100 und Puls über 100. Das Bewußtsein ist häufig klar.

Bei Kreislaufstillstand bestehen Reanimationsbedingungen: Der Patient wird auf den Boden gelegt. Feststellen der Herzaktion durch Tasten des Karotispulses, Herzauskultation, Feststellen der Pupillenweite, sofortige extrathorakale Herzmassage, Freilegen der Atmung und Mund-zu-Mund-Beatmung so lange, bis eine Beutelatmung möglich ist. Hilfspersonen schnell einweisen, um die ärztliche Tätigkeit zu unterstützen.

Maßnahmen bei Bewußtlosigkeit

1. Der Patient wird auf den Boden gelegt
   Feststellen der Herzaktion durch Herzauskultation oder Tasten des Karotispulses
3. Feststellen der Pupillenweite
4. Sofortige extrathorakale Herzmassage
5. Freilegen der Atemwege und Mund-zu-Mund-Beatmung bis eine Beutelbeatmung möglich ist

---

Die Maßnahmen der Erstversorgung sind abhängig von der Entfernung zum nächsten Krankenhaus. Je kürzer die Entfernung, desto geringer sollten die therapeutischen Bemühungen sein, sie sollten sich auf die extrathorakale Herzmassage und Mund-zu-Mund-Beatmung beschränken. Diese Maßnahmen reichen aus, um einen effektiv notwendigen Kreislauf aufrecht zu erhalten. Alle anderen Maßnahmen bedeuten unnötigen Zeitverlust, auch das in diesem Zustand meist schwierige Anlegen einer Infusion.

> *Basismaßnahmen beim kardiogenen Schock*
> 1. Lagerung
> 2. Schmerzbekämpfung
> 3. Schaffung eines venösen Zugangs
> 4. Antiarrhythmische Behandlung
>   - bei ventrikulären Tachykardien Lidocain
>   - bei ventrikulären und supraventrikulären Tachykardien elektrische Kardioversion
>   - bei Bradykardien Atropin, Orciprenalin, transvenöser elektrischer Schrittmacher
> 5. Volumeninfusion (unter Beachtung von Halsvenen und Lungenbefund)
> 6. Gabe von Katecholaminen (Dopamin, Dobutamin)
> 7. Sauerstoffinsufflation
> 8. Ausgleich einer metabolischen Azidose (Natriumbikarbonat)

Ist der Transport zum nächsten Krankenhaus aus verschiedenen Gründen zeitlich verzögert, so sind, wenn möglich, folgende Maßnahmen angezeigt:

- Ausgleich der Azidose durch Bikarbonat:
  250 ml einer 8,5%igen Lösung als Mittelwert.
- Stimulation der Alpharezeptoren zur Hebung des Systemblutdrucks.
- Stimulation der Betarezeptoren zur Steigerung der Kontraktilität der Herzmuskulatur und damit der Zunahme des Herzzeitvolumens sowie zur Dilatation der Gefäße. Die heute gebräuchlichsten Substanzen sind Dopamin, Isoproterenol und Orciprenalin. Ist eine Erhöhung des Blutdrucks damit nicht zu erreichen, kann auf 300 µg/min und mehr gesteigert werden.
- Volumenzufuhr, am besten durch physiologische Kochsalzlösung, wobei Vorsicht bei einem schon geschädigten Myokard geboten ist.
- Die intravenöse Zufuhr von Nitroglyzerin ist für die Praxis nur in verzweifelten Fällen zu empfehlen, da während dieser Behandlung ein weiterer Abfall des arteriellen Drucks eintreten kann. Deshalb sollte, wenn überhaupt, Nitroglyzerin nur in kleineren Dosen verabreicht werden.

Es soll noch einmal betont werden, daß die hier genannten vier Behandlungsmaßnahmen grundsätzlich der Klinik vorbehalten bleiben sollen und die zuvor erwähnten Akutmaßnahmen im Regelfall ausreichen.

12.2 Behandlung des Infarkts im Akutkrankenhaus

Grundsätzlich muß jeder Patient mit Infarkt und auch jeder mit Verdacht auf einen Infarkt in eine Klinik eingewiesen werden. Dies gilt als Grundregel auch in Kenntnis der Tatsache, daß ein nicht unbeträchtlicher Teil von Patienten zu Hause einen Infarkt gut übersteht. Es ist nämlich in keinem Fall voraussehbar, ob und wann Komplikationen eintreten. Eine dreitägige Überwachung auf einer Intensivstation ist heute auch bei komplikationslosem Verlauf eine Conditio sine qua non.

Normales Überwachungsprogramm beim frischen Herzinfarkt

Dauerkontrolle von EKG und Herzfrequenz

    2stündlich = Atemfrequenz

    4stündlich = ZVD, PAD

    6stündlich = Säure-Basen-Haushalt, Blutgasanalyse, HZV Auskultation, Perkussion (Arzt)

    12stündlich = Serumelektrolyte

    24stündlich = Röntgen-Thorax, CPK, CK-MB, SGOT, LDH, -HBDH, Kreatinin, Harnstoff, Laktat, BZ, HKT, Blutbild, Gerinnung, Urinproduktion

---

Die Behandlung im Krankenhaus besteht zunächst in einer Fortführung der Sedierung. Es wird außerdem eine vorsichtige Sättigungsbehandlung mit Digitalis eingeleitet, die bei jüngeren Patienten ohne Herzinsuffizienzzeichen natürlich nicht notwendig ist. Durch die Gabe von Antiarrhythmika wird eine Prophylaxe gegen Rhythmusstörungen erreicht. Bei der ebenfalls vorzunehmenden Antikoagulation soll zunächst Heparin, dann Marcumar zum Einsatz kommen. Die antikoagulative Behandlung ist nach jetziger Ansicht bei unkompliziertem Verlauf etwa 6 Wochen anzuwenden. Man neigt heute aufgrund bestimmter Untersuchungsergebnisse zu der Annahme, daß eine Dauertherapie mit Antikoagulantien einen Reinfarkt nicht sicher verhindert. Aufgrund eindeutiger In-vitro-Ergebnisse einerseits und der wirkungsvollen Reduzierung vor allem venöser Thromben und damit thromboembolischer Komplikationen andererseits kann man jedoch durchaus auch eine längere Antikoagulation befürworten. Dies selbstverständlich in Kenntnis dessen, daß wir damit nur einen einzelnen Faktor dieses polyätiologischen Leidens beeinträchtigen können.

Sollten Kontraindikationen für eine Antikoagulation vorliegen, so ist auf alle Fälle die Gabe von Antiaggregativa vorzuziehen, die im übrigen in der Rezidivprophylaxe des Infarkts immer mehr an Bedeutung gewinnen (s. 11.3.8).

Eine thrombolytische Behandlung mit Streptokinase oder Urokinase wurde nach anfänglich breiter Anwendung bis zum gegenwärtigen Zeitpunkt nur an einigen wenigen Kliniken in Deutschland durchgeführt, da die Relation zwischen den möglichen schwerwiegenden Komplikationen und der fraglichen Effektivität bisher umstritten war. Im Moment ist jedoch die sog. Europastudie mit Streptokinase (1979), eine Untersuchung, die in 11 kardiologischen Zentren in den Jahren 1974 bis 1976 ausschließlich in Intensivstationen über 24 h durchgeführt wurde, ausgewertet. Sie erbrachte zusammengefaßt folgende Resultate: Eine hochsignifikante Senkung der Letalität von 30,6% bei ausschließlicher Überwachung auf 15,6% bei Überwachung plus Streptokinasebehandlung. Dies entspricht einem Therapieeffekt von 49%. Von Ambrosch (1979) wurde daraus errechnet, daß mit Hilfe dieser kombinierten Therapie rund 5000 der auf 250000 pro Jahr geschätzten Infarktpatienten in der BRD gerettet werden könnten. Die durch die Streptokinase bewirkte erhebliche Verbesserung der Fließeigenschaften des Blutes, die auch noch über die eigentliche Infusionszeit hinaus andauert, wie kürzlich erst Theiss und Mitarb. (1980) wieder bestätigt haben, bietet die Erklärung für die positiven klinischen Effekte mit dieser Behandlungsart. Allerdings müssen wir mit Gillmann u. Rothenberger (1980) zu bedenken geben, daß gerade bei der Europastudie die bemerkenswerte Senkung der Spätletalität des akuten Myokardinfarkts unter Streptokinasetherapie relativiert wird durch die Tatsache, daß die Daten an einer kleinen Zahl (13,5% der Gesamtgruppe) streng ausgewählter Patienten mit erhöhtem Risiko gewonnen wurden. Der an einer Teilgruppe gemessene Abfall des systolischen und mittleren Pulmonalarteriendrucks unter Streptokinasebehandlung sowie der bei allen Patienten während der Behandlung registrierte Abfall des systolischen Blutdrucks lassen nach Ansicht dieser Autoren daran denken, daß Streptokinase über eine Senkung des gesamten peripheren Widerstands zu einer Besserung der Funktion des linken Ventrikels geführt hat. Diese durch Senkung der Blutviskosität zu erklärende Abnahme der „afterload" und Verbesserung des Koronardurchflusses könnten einen günstigen Einfluß auf die Infarktausdehnung und damit langfristig auf den weiteren Krankheitsverlauf haben. Somit muß man einer Verallgemeinerung dieser Ergebnisse zurückhaltend gegenüberstehen und weitere Untersuchungsergebnisse abwarten. Andererseits berichteten in Deutschland erstmalig Rentrop und Mitarb. 1979 über einen Patienten, bei dem der akut verschlossene Ramus interventricularis anterior über den Koronarkatheter eröffnet wurde und eine anschließende intrakoronare Kurzlyse bewirkte, daß der Rekanalisationskanal noch erweitert wurde. Ein halbes Jahr später berichteten dieselben Autoren über eine erfolgreiche Behandlung bei 12 Patienten mit Streptokinase, die über einen Koronarkatheter in einer Dosis von 1000–2000 E/min 15–16 min lang intrakoronar infundiert wurde. Nach der intrakoronaren Kurzlyse war bei allen Patienten mit Infarkt im Frühstadium das verschlossene Infarktgefäß wieder eröffnet oder eine subtotale Stenose deutlich erweitert. Es kam aber nicht zur vollständigen Beseitigung der Verengung. Inzwischen sind auch in unserer Klinik mehrere erfolgreiche derartige Behandlungsversuche unternommen worden, eine bestimmte Indikation (wenn eine kurzstreckige Stenose durch einen frischen Thrombus zur totalen Obliteration wird) scheint sich herauszukristallisieren. Allerdings bedarf es weiterer gezielter Untersuchungen, um dieses Verfahren auf eine festgefügte Grundlage zu stellen.

Auf weitere evtl. erforderliche Maßnahmen im Akutkrankenhaus soll nicht näher eingegangen werden, wie beispielsweise den kombinierten Einsatz von Nitroglyzerin und Dopamin bei hochgradiger Linksherzinsuffizienz, reduziertem Herzzeitvolumen und Hypotension (Cyran u. Mitarb. 1978), den Ausgleich einer Azidose durch konsequente Natriumbikarbonatzufuhr, Dopamininfusionen zur Anhebung des Blutdrucks, Einsatz der intraaortalen Ballonpumpe bei therapieresistentem kardiogenem Schock oder prophylaktischer Einpflanzung eines Herzschrittmachers.

12.3 Nitrate und Betarezeptorenblocker in der Akutbehandlung des Infarkts

Der Einsatz von Nitraten beim Myokardinfarkt galt über viele Jahre als kontraindiziert. Nun haben wir gerade einen Wandel von Kontraindikation zur Indikation erlebt (Bussmann 1980). Wenn wir heute Nitrate einsetzen, basiert dies auf der Erkenntnis, daß

- Nitrate das beim Infarkt erniedrigte Herzzeitvolumen steigern.
- Nitrate den erhöhten Füllungsdruck im linken Ventrikel senken.
- Nitrate einen positiv inotropen Effekt haben.
- Nitrate den Druck im arteriellen System senken.
- Nitrate auf diesem Weg den myokardialen Koronarwiderstand reduzieren.
- Nitrate damit den myokardialen Sauerstoffverbrauch vermindern.
- Nitrate im venösen Gefäßbereich dilatierend wirken.
- Nitrate auf diese Weise das Blutangebot im rechten Ventrikel reduzieren.
- dies einer Verminderung des Drucks in den Lungengefäßen gleichkommt.

Die Befunde zur Besserung und Beseitigung der Linksherzinsuffizienz und vor allem des Lungenödems können als gesichert bezeichnet werden. Extrasystolen und Infarktgröße werden günstig beeinflußt. Die Dosis sollte immer so niedrig gehalten werden, daß kein Blutdruckabfall eintritt.
Betarezeptorenblocker wurden bis vor kurzem in der Behandlung des frischen Infarkts nicht eingesetzt. In letzter Zeit wurde jedoch häufiger über eine günstige Wirkung berichtet, begründet durch einen protektiven Effekt auf die Herzmuskulatur und damit eine Beschränkung der Infarktausdehnung sowie durch den chinidinartigen Effekt dieser Substanzen eine Verhütung von ventrikulären Extrasystolen, die vor allem in den ersten 24 h gut auf Betablocker ansprechen. Auch wird die mitunter vorhandene motorische Unruhe ge-

bremst und der Verbrauch an Sedativa damit vermindert. Natürlich müssen hier insbesondere bronchospastische Zustände, eine ausgeprägte Bradykardie, sowie ein niedriger Blutdruck als Kontraindikationen streng beachtet werden.

Mögliche Gefahren von Betablockern beim akuten Infarkt

1. Reizleitungs- und Reizbildungsstörungen bis zum Herzstillstand
2. Induktion einer Herzinsuffizienz durch Ausschaltung des positiven inotropen Effekts der Katecholamine
3. Deshalb Kontraindikation bei kardiogenem Schock!

13 Rehabilitation

Von großer Bedeutung ist gerade nach einem eingetretenen Myokardinfarkt ein gründliches Gespräch zwischen Arzt und Patient. Dabei wird diesem erklärt, daß er zukünftig auf seine Krankheit Rücksicht nehmen und sich eines darauf eingerichteten Lebenswandels befleißigen muß. Es hat sich als richtig erwiesen, wenn ein solches Gespräch mit dem Patienten noch unter dem frischen Eindruck des erlittenen Infarkts geführt wird. So gelingt es leichter, seine aktive Mithilfe zu mobilisieren, wenn es um die hier näher angeführten Änderungen seiner Lebensführung geht. Es ist besonders erwähnenswert, daß 1969 nur 64% der Berufstätigen nach einem Infarkt die Arbeit wiederaufgenommen haben. 1976 waren es bereits 85%, die nach einem Jahr wieder im Berufsleben standen. Dies ist ein ganz wesentlicher Unterschied zu früheren Zeiten, wo grundsätzlich jeder Infarktkranke zunächst und dann zumeist lebenslänglich invalidisiert wurde. Knapp 40% geben an, ihre alte Leistungsfähigkeit wieder zu erreichen. Es ist also wichtig, daß der Patient begreifen lernt, daß er weiter ein normales Leben führen kann, wenn er die Risikofaktoren abbaut und Exzesse in jeder Form vermeidet.

Als Vorteil hat sich zudem erwiesen, daß die vordem praktizierte starre sechswöchige Bettruhe zugunsten einer sog. stufenweisen Frühmobilisierung aufgegeben wurde. Wenngleich sich das sog. Göteborger-Modell nicht überall durchgesetzt hat, wonach der Infarktkranke innerhalb von drei Wochen so weit mobilisiert war, daß er das Krankenhaus verlassen konnte, ahmt man dieses Beispiel größtenteils in der Weise nach, daß bei fehlenden Infarktkomplikationen bereits vom ersten Krankheitstag an mit einer krankengymnastischen Behandlung begonnen wird, die dann den Patienten dazu befähigt, schon nach einer Woche aufzustehen.

Im Regelfall werden, so keine schweren Verlaufsformen vorliegen, in der ersten Woche überwiegend im Liegen statische und dynamische Übungen durchgeführt. In der zweiten Woche orthostatische Belastungen und dynamische Belastungen im Sitzen und in der 3. Woche dann Körperübungen im Stehen und Gehen. Dies natürlich unter laufender Überwachung der Kreislaufparameter.

Als Kontraindikation einer Frühmobilisation gelten:
1. kardiogener Schockzustand,
2. akute Links- und/oder Rechtsherzinsuffizienz,
3. Herzrhythmusstörungen,
4. schwere und lang andauernde fortbestehende pektanginöse Beschwerden,
5. fortbestehende erhöhte Temperaturen,
6. fehlender Abfall von Enzymwerten und BSG,
7. Kardiomegalie,
8. fortbestehende Pulsbeschleunigung und erhöhter Blutdruck,
9. elektrokardiographisch ausgedehnter Infarkt sowie Verdacht auf Herzwandaneurysma und mangelnde Rückbildungszeichen des Infarkts im EKG.

Die in den letzten zwei Jahrzehnten gewonnenen Erfahrungen und Vergleichsstudien belegen, daß durch eine zeitigere Mobilisation keine Zunahme von schwerwiegenden Komplikationen und keine Erhöhung der Frühletalität zu befürchten ist. Als Therapieprinzip ist die Frühmobilisation als eine möglichst früh beginnende, immer am klinischen Bild der Erkrankung und nicht an Krankheitstagen orientierte Behandlung mit Bewegungsreizen, deren Belastungsumfang dem individuellen Krankheitsverlauf angepaßt werden muß, zu definieren (Jeschke u. Mitarb. 1979). Das Behandlungsprinzip liegt also in der Prophylaxe, vor allem primär nichtkardial bedingter physischer (thromboembolische Komplikationen, hypostatische Pneumonie, Dekubitus etc.) und psychischer Komplikationen bzw. Funktionsminderungen, die durch eine Immobilisation provoziert werden. Noch von der Klinik aus sollte ein Anschlußheilverfahren eingeleitet werden. Die Verlegung in die Rehabilitationsklinik sollte am besten direkt vom Akutkrankenhaus erfolgen. Die Vorteile liegen auf der Hand, der Patient kann engmaschig kontrolliert werden. Es kommt in dieser Rehabilitationsphase darauf an, die Risikofaktoren abzubauen und dem Patienten den Übergang zum normalen Leben zu erleichtern. Diese Nachsorgebehandlung ist eine dringliche ärztliche Notwendigkeit, da es leider zur Zeit nach Feststellungen des Heidelberger Herzinfarkt-Instituts immer noch so ist, daß 50% der Raucher nach zwei Jahren wieder rückfällig geworden sind und zu einer dauerhaften Gewichtsreduktion sich nur etwa 30% der Patienten als fähig erweisen.

14 Katheterisierung der Herzkranzgefäße nach Dotter/Grüntzig

Das seit einigen Jahren an mehreren Zentren praktizierte Dotter-Verfahren, die transluminale Angioplastie, steht zwischen der konservativen und chirurgischen Therapie. Während die konservativen medikamentösen Maßnahmen lediglich das Mißverhältnis zwischen Blutangebot und -bedarf des Herzmuskels durch eine Senkung des Sauerstoffbedarfs angehen, ist eine Verbesserung der Durchblutung dadurch nicht möglich. Bei bestimmten Indikationen, wie singulärer Hauptaststenose (Ein- oder Mehrgefäßerkrankung), Bypass-Stenose im Anastomosenbereich, oder bei einem allgemein erhöhten Operationsrisiko oder einem hypoplastischen Koronargefäßsystem mit geringer Operationsaussicht sollte diese Methode Anwendung finden. Durch einen weitlumigen Führungskatheter wird ein Ballonkatheter in die Koronararterie vorgeschoben und jenseits der Stenose aufgeblasen. Liegt eine verformbare Stenose vor, so wird das Gefäßlumen auf den Außendurchmesser des Ballons erweitert, indem durch die Dilatation atheromatöses Material in die Wand verdrängt und teilweise über nutritive Äste abtransportiert wird. Auch ein Ausspülen von Stenosematerial wird in Erwägung gezogen. Voraussetzungen für dieses methodische Vorgehen ist demnach, daß die Stenose kurz sein muß, nämlich unter 1 cm, konzentrisch und nicht verkalkt. Auch die oben genannten allgemeinen Operationsindikationen, wie Funktionstüchtigkeit der ischämischen Region und des Gesamtmyokards sollten streng beachtet werden, ebenso, daß ein koronarchirurgisches Team in Operationsbereitschaft steht. Unter diesen Voraussetzungen findet diese Methode offensichtlich immer mehr Verbreitung.

15 Chirurgische Maßnahmen

Es darf wohl mit Recht behauptet werden, daß heutzutage alle indirekten Verfahren zur Revaskularisation des Myokards als überholt angesehen werden müssen, inklusive der sog. Vineberg-Operation. Im allgemeinen stellt der aortokoronare Venenbypass heute die Methode der Wahl dar und wird nur in besonderen Fällen ergänzt durch eine Thrombendarteriektomie oder einer Verwendung von Mammaria-interna-Transplantaten. Voraussetzungen für einen chirurgischen Eingriff müssen sein:
- eine schwere bis mittelschwere Symptomatik in Form einer stabilen oder instabilen Angina pectoris bei einer mindestens 50%igen Stenose proximal an einem Hauptast oder auch an mehreren;
- das poststenotisch gelegene Myokardgebiet muß noch gut funktionstüchtig sein, ebenso die Gesamtleistung des Herzens.

Für bestimmte Indikationen ist bewiesen, daß koronarchirurgische Maßnahmen mit Sicherheit nicht nur zu über 80% Beschwerdefreiheit bewirken, sondern darüber hinaus lebenserhaltend und sogar lebensverlängernd sind. Das trifft in erster Linie bei den sog. kritischen Hauptstammstenosen, vorwiegend des Ramus descendens anterior, zu. Hingegen hat bei der diffusen koronaren Herzkrankheit selbst die totale Revaskularisation die Intention, die Lebensqualität des Patienten entscheidend zu verbessern und die Angina-pectoris-Symptomatik zu lindern. Somit bedarf jeder einzelne Patient einer sorgfältigen Auswahl und eines gründlichen Abwägens des Für und Wider.

Chirurgische Interventionen beim akuten Infarkt bleiben ebenso wie die intraluminale Katheterdilatation nur einem kleineren speziellen Krankengut vorbehalten. Hier können allerdings diese rechtzeitig einsetzenden Maßnahmen von entscheidendem Nutzen sein.

Ausgewählt werden in erster Linie Patienten mit einer schweren therapieresistenten Angina pectoris, die über 3 Monate hinaus auf keinerlei intensiv betriebene therapeutische Bemühungen anspricht. Die Operation eines frischen Myokardinfarkts ist zur Zeit nur in den ersten 4 h ausnahmsweise möglich und das auch nur in bestimmten Zentren. Hinsichtlich einer späteren chirurgischen Behandlung kann man zum jetzigen Zeitpunkt sagen, daß, wenn der Patient nach einem Myokardinfarkt weiterhin über anginöse Beschwerden klagt, die weder auf die Behandlung mit einer Kombination von kardioselektiven Betarezeptorenblockern und Nitrokörpern noch auf Kalziumantagonisten ansprechen, spätestens etwa 3 Monate nach dem Infarkt eine Koronarangiographie ins Auge gefaßt werden sollte. Ziel dieser diagnostischen Maßnahme ist es, die Möglichkeit eines koronarchirurgischen Eingriffs festzustellen.

Intra- und postoperative Messungen haben ergeben, daß bei der Mehrzahl der Fälle eine Normalisierung der Durchblutung sowohl in Ruhe wie unter Belastung eintritt. Über 80% der Patienten sind klinisch nicht nur eindeutig gebessert, bzw. beschwerdefrei, die Mehrzahl zeigte eine wesentliche Steigerung der Arbeitstoleranz. Eine Verbesserung der Hämodynamik konnte ebenfalls nachgewiesen werden.

Bestehen elektrokardiographisch oder röntgenologisch Anhaltspunkte für das Vorliegen eines chronischen Herzwandaneurysmas, so muß bei drohenden oder schon eingetretenen thromboembolischen Komplikationen sowie bei einer Myokardinsuffizienz oder therapieresistenten schwerwiegenden Herzrhythmusstörungen eine chirurgische Intervention überlegt werden. Größe und Lokalisation entscheiden natürlich von vornherein über die Möglichkeit einer operativen Resektion.

Die Herzruptur, als eine Komplikation der ersten Tage nach Eintritt des Infarkts, ist bei rechtzeitigem Stellen der Diagnose und umgehender Operationsvorbereitung ebenfalls eine Indikation für eine kardiale Notoperation. Das gleiche trifft für die Ruptur eines Kammerseptums wie auch für einen Papillarmuskelabriß zu.

136

16 Literaturauswahl

Ambrosch F (1979) Herzinfarkt und Streptokinasetherapie. Diagn Intensivther 4: 169

Amis (1980) A randomized, controlled trial of Aspirin in persons recovered from myocardial infarction. JAMA 243: 661

Anitschkow N (1913) Über die Veränderungen der Kaninchenaorta bei experimenteller Cholesterinsteatose Beitr Pathol Anat 56: 379

Anschütz F (1968) Symptomatologie und Therapie des Schmerzes in der inneren Medizin unter besonderer Berücksichtigung der Angina pectoris. Hippokrates 39: 170

Aschoff L (1914) Arteriosklerose. Beitr Med Klin 10: 1 .

Baroldi G (1972) Significance of the arterial obstructive lesions in the early diagnosis of coronary heart disease. In: Halonen PJ, Lovhija A (eds) Advances in cardiology. Basel, Karger

Barth V, Bräutigam KH (1979) Zum Risiko von Angiographien in lokaler und allgemeiner Narkose. Dtsch Med Wochenschr 104: 1549

Beller GA, Watson DD, Gibson RS, Burwell LR, Taylor GJ, Berger BC, Martin RP (1980) Thallium-201 scintigraphy at rest in ischemia and infarction. Herz 5: 86

Bender F (1980) Angina pectoris. In: Losse H, Gerlach U, Wetzels E (Hrsg) Rationelle Therapie in der inneren Medizin, 2. Aufl. Thieme, Stuttgart New York

Benditt EP, Benditt JM (1973) Evidence for a monoclonal character of human atherosclerotic plaques. Proc Nat Acad Sci USA 70 (1973) 1737

Benditt EP, Benditt JM (1973) Evidence for a monoclonal origin of human atherosclerotic plaques. Proc Nat Acad Sci USA 70: 1753

Bleifeld W (1980) Koronararterienspasmus. Dtsch Med Wochenschr 105: 1233

Bredt H (1941) Entzündung und Sklerose der Lungenschlagader. Virchows Arch [Pathol Anat] 308, 60

Bruhn HD (1980) Heparin-Antikoagulation beim akuten Myokardinfarkt. Dtsch Med Wochenschr 105: 1239

Büll U, Strauer BE (1980) Wertigkeit nuklearmedizinischer Verfahren in der Diagnostik des akuten Myokardinfarktes. Internist 21: 667

Bürger M (1960) Alter und Geschlecht als Problem der Biomorphose, 4. Aufl. Thieme, Leipzig

Bussmann W-D (1980) Nitroglyzerin bei Herzinfarkt. Dtsch Med Wochenschr 105: 1551

Bussmann W-D, Neumann K, Kaltenbach M (1980) Die Wirkung von Nitroglyzerin auf die ventrikuläre Extrasystolie beim frischen Herzinfarkt. Dtsch Med Wochenschr 105: 369

Cohnheim J (1867) Über Entzündung und Eiterung. Virchows Arch [Pathol Anat] 40: 1

Cooper KH, Pollock ML, Martin RP, White SR, Linnerud AC, Jackson A (1976) Physical fitness levels and selected coronary risk factors. A cross sectional study JAMA 236: 166

Crawford J (1961) Morphological aspects in the pathogenesis of atherosclerosis. J Atheroscler Res 1: 3

Cyran J, Kühnl C, Zähringer J, Bolte H-D, Lüderitz B (1978) Die Änderung der Hämodynamik des Herzens unter dem kombinierten Einfluß von Nitroglyzerin und Dopamin bei hochgradiger Linksherzinsuffizienz. Z Kardiol 67: 759

Diederich K-W, Faßl H, Djonlagic H, Oltmanns D, Floor, Wieringa A (1979) Lidocain-Prophylaxe in der Prähospitalphase des akuten Myokardinfarkts. Dtsch Med Wochenschr 104: 1006

Diehm C, Wirth A, Teuber H, Heuck CC (1981) Serumlipoprotein – Cholesterin unter akuter körperlicher Belastung bei trainierten Personen. Breddin K (Hrsg). Tagungsbericht der Angiologischen Gesellschaften Deutschlands, Österreichs und der Schweiz, Frankfurt 1980. G. Witzstrock: Baden-Baden Köln New York

Doerr W (1963) Perfusionstheorie der Arteriosklerose. Thieme, Stuttgart

Doerr W (1964) Gangarten der Arteriosklerose. In: Sitzungsberichte der Heidelberger Akademie der Wissenschaft (Math. Nat. Klasse) Jahrgang 62/64, 4. Abhandlung Springer, Berlin Göttingen Heidelberg New York

Doerr W (1972) Plötzlicher Herztod – Morphologische Aspekte. Verh Dtsch Ges Inn Med 78: 944

Doerr W (1973) Der Streit um die Entstehung des Herzinfarktes. In: Fortschritte der Arterioskleroseforschung. Banaschewski, München-Gräfelfing

Duguid JB (1948) Thrombosis as a factor of aortic atherosclerosis J Pathol Bacteriol 60: 57

Europäische Kooperative Studiengruppe für Streptokinase-Behandlung bei akutem Myokardinfarkt (1979) Streptokinase in acute myocardial infarction. N Engl J Med 301: 797

Feldman RL, Pepine CJ, Curry RC, Conti CR (1978) Coronary artery responses to graded doses of nitroglycerin. Circulation 57 & 58 (Suppl 2): 11

Fleckenstein A, Fleckenstein-Grün G (1978) Die fundamentalen Herz- und Gefäßwirkungen Ca^{++} antagonistischer Pharmaka. In: Gill E (Hrsg) Angina pectoris. Fischer, Stuttgart New York

Folland ED, Hamilton GW (1980) Radionuclide angiocardiography: A comparison of first transit and gated blood pool methods. Herz 5: 121

Friedberg CK (1959) Erkrankungen des Herzens. Thieme, Stuttgart

Ganz W, Buchbinder N, Marcus H, Mondkar A, O'Conner L, Maddahi J, Berman D, Charuzi Y, Beeder C, Peter T, Shah PK, Shell W (1981) Intrakoronare Thrombolyse bei Patienten mit sich entwickelndem (evolving) Myokardinfarkt. Herz 6: 37

Geltman EM, Roberts R, Sobel BE (1980) Cardiac positron tomography: Current status und future directions. Herz 5: 107

Gerö S (1961) Aktuelle Probleme der Arterioskleroseforschung. Z Aerztl Fortbild (Jena) 54: 165

Gillmann H, Rothenberger W (1980) Streptokinase beim akuten Myokardinfarkt. Dtsch Med Wochenschr 105: 391

Gofmann JW, Rubin L, McGiuley JP, Jones HB (1954) Hyperlipoproteinemia. Am J Med 17: 514

Hauss WH, Schmitt G (1968) Die Bedeutung des Mesenchymstoffwechsels für die Entstehung von Herzmuskelnekrosen und Arteriosklerose. Z Gesamte Inn Med 23: 58

Heller A (1979) Überwachung und Basistherapie beim frischen Herzinfarkt. Dtsch Aerztebl 76: 2191

Hering HE (1917) Der Sekundenherztod mit besonderer Berücksichtigung des Herzkammerflimmerns. Springer, Berlin

Hueck W (1920) Über das Mesenchym. Die Bedeutung seiner Entwicklung und seines Baues für die Pathologie. Beitr Pathol Anat 66: 330

Holzmann W (1955) Klinische Elektrokardiographie, 3. Aufl. Thieme, Stuttgart

Hueper WC (1945) Arteriosclerosis – the anoxemia theory. Arch Pathol 39: 117

Jeschke D, Bayer B, Schmülling RM, Klenk HO, Kochsiek K (1979) Mobilisation bei Patienten mit frischem Myokardinfarkt. Herz 4: 475

Kannel WB (1973) Jagd auf den hinterhältigen Lebensdieb. Kardiol Aktuel 1: 4

Katz NL, Stamler J (1953) Experimental atherosclerosis. Thomas, Springfield, Ill.

Keys A (1956) Diet and the development of coronary heart disease. J Chronic Dis 4: 364

Klimt CR, Stamler J (1980) Langzeit-Prophylaxe des Re-Infarktes. Fortschr Med 98: 1227

Kohn H (1915) Die Angina pectoris. Berlin Klin Wochenschr 52: 509

Lang E (Hrsg) (1980) Kardiovaskuläre Notfälle. perimed, Erlangen (Beiersdorf-Schriftenreihe)

Lang E, Durst OE, Wieluch W (1980) Die akute Ischämie des Myokards. In: Lang E (Hrsg) Kardiovaskuläre Notfälle. perimed, Erlangen (Beiersdorf-Schriftenreihe)

Lang K (1980) Behandlung des kardiogenen Schocks. Dtsch Med Wochenschr 105: 1075

Lasch HG (1980) Indikationen, Kontraindikationen und Durchführung der Langzeittherapie mit Antikoagulantien. Dtsch Aerztebl 77: 1763

Lehmann HU, Hochrein H (1980) Medikamentöse Behandlung der koronaren Herzkrankheit. Dtsch Med Wochenschr 105: 42

Lichtlen P (1973) Anatomie, Physiologie und Pathologie von Koronarsystem und linkem Ventrikel im Aspekt der neuen Untersuchungsmethoden und -ergebnisse. Med Welt 24: 1915

Lichtlen P (1980a) Klinik, Diagnostik und Therapie der unstabilen Angina pectoris. Internist 21: 636

Lichtlen P (1980b) Myokardinfarkt. In: Losse H, Gerlach U, Wetzels E 2. Aufl. (Hrsg) Rationelle Therapie in der inneren Medizin, Thieme, Stuttgart New York

Lobstein JF (1829) Traité d'anatomie. Pathologique 2, vol 5. Lefrault, Paris

Lobstein FJ (1833) Traité d'anatomie pathologique, vol 2. Paris

Malmros H (1948) Profylax och behandling nid proteinbrist och anemi. Nord Med 40: 2377

Marchand F (1904) Arteriosklerose – Atherosklerose. Verh Ges Inn Med Leipzig 21

Mörl H (1971) Atherosklerotische Gefäßerkrankungen und Mikrozirkulation. Barth, Leipzig

Mörl H (1975) Der „stumme" Myokardinfarkt. Springer, Berlin Heidelberg NewYork

Mörl H (1979) Arterielle Verschlußkrankheiten der Beine. Springer, Berlin Heidelberg New York

Mörl H, Falkner R (1965) Körpergewicht und Konstitution beim Myokardinfarkt. Virchows Arch [Pathol Anat] 340: 164

Mörl H, Haupt V (1972) Zur Häufigkeitszunahme der schweren Atherosklerose. Zentralbl Allg Pathol 115: 579

Mörl H, Venzmer J (1966) Der Myokardinfarkt beim Magenresezierten. Virchows Arch [Pathol Anat] 341: 79

Morawitz P, Hochrein M (1928) Zur Diagnose und Behandlung der Koronarsklerose. Münch Med Wochenschr 75: 17

Müller E (1956) Leitfähigkeitsmessungen bei Arteriosklerose und Thromboseproblem. Virchows Archiv 329: 363

Mueller KS, Ayres SM (1977) The role of propranolol in the treatment of acute myocardial infarction. Prog Cardiovasc Dis 19: 405

Niederhoff H, Pernice W, Sedlacek HH, Schindera F, Schütte B, Straßburg H-M (1979) Purpura Schoenlein-Henoch. Dtsch Med Wochenschr 104: 1567

Oravetz R, Lee G, Baker L (1978) Prominent dilation of stenotic coronary artery lesions following sublingual nitroglyzerin by quantitative arteriography. Circulation 57 & 58 (Suppl 2): 11

The Persantine-Aspirin Reinfarction Study Research Group (1980) Persantine and Aspirin in coronary heart disease. Circulation 62: 3

Plotz M (1957) Coronary heart disease. Hoeber-Hasper & Broth, New York

Rentrop R, Blanke H, Wiegand V, Karsch KR (1979a) Wiedereröffnung verschlossener Kranzgefäße im akuten Infarkt mit Hilfe von Kathetern. Dtsch Med Wochenschr 104: 1401

Rentrop R, Blanke H, Karsch KR, Wiegand V, Köstering H, Rahlf G, Oster H, Leitz K (1979 b) Wiedereröffnung des Infarktgefäßes durch transluminale Rekanalisation und intrakoronare Streptokinase-Applikation. Dtsch Med Wochenschr 104: 1438

Rentrop R, Blanke H, Köstering H, Karsch KR (1980) Intrakoronare Streptokinase-Applikation bei akutem Infarkt und instabiler Angina pectoris. Dtsch Med Wochenschr 105: 221

von Rokitansky C (1852) Über einige der wichtigsten Krankheiten der Arterien. Hof- und Staatsdruckerei Wien

Rose GA (1981) Orale Kontrazeptiva und kardiovaskuläre Erkrankungen. Dtsch Aerztebl 78: 1197

Rose G, Schettler G, König K (1980) Risikofaktoren und Prävention nach Herzinfarkt. Dtsch Aerztebl 77: 2673

Ross R, Glomset J, Kasiya B (1974) A platelet dependent serum factor that stimulates the proliferation of arterial smooth muscle cells in vitro. Proc Nat Acad Sci USA 71: 1207

Rudolph W, Dirschinger J (1981) Standardtherapie des akuten Myokardinfarkts. I. Allgemeine Maßnahmen. Herz 6: 1

Sauer E, Sebening H (1980) Myokard- und Ventrikelszintigraphie. Kardiologische Diagnostik. Boehringer, Mannheim

Schettler G (1961) Arteriosklerose. Thieme, Stuttgart

Schimert G (1953) Die Klinik des atypischen Myokardinfarktes. Z Klin Med 152: 2

Schwaiger M, Silber S, Klein U, Rudolph W (1980) Myocardial scintigraphy with thallium-201: the current status. Herz 5: 79

Schweizer W (1968) Der unerkannte Myokardinfarkt. Praxis 57: 939

Seidel D (1973) Fortschritte in der Analytik des Fettstoffwechsels. In: Fortschritte der Arterioskleroseforschung. Banaschewski, München-Gräfelfing

Seyle H (1960) Elektrolyte, Streß und Herznekrose. Schwabe, Basel Stuttgart

Sherry S (1980) Sulfinpyrazon zur Verhinderung des plötzlichen Herztodes nach Myokardinfarkt. MMW 122: 517

Da Silva A, Widmer LK (1979) Peripher arterielle Verschlußkrankheit (Basler Studie I–III) Huber, Bern Stuttgart Wien

Simon H (1979) Akuttherapie des unkomplizierten Herzinfarktes. Dtsch Med Wochenschr 104: 1550

Theiss W, Blömer H (1979) Platelete suppressant therapy and oral anticoagulants in the secondary prevention of acute myocardial infarction. Herz 4: 419

Theiss W, Volger E, Wirtzfeld A, Keisel I, Blömer H (1980) Gerinnungsbefunde und rheologische Messungen bei Streptokinasebehandlung des akuten Myokardinfarktes. Klin Wochenschr 58: 607

Thoma R (1923) Über die Genese und Lokalisation der Arteriosklerose. Virchows Arch [Pathol Anat] 245: 78–122

Virchow R (1852) Über parenchymatöse Entzündung. Virchows Arch [Pathol Anat] 4: 216–324

Wirztfeld A, Klein G, Himmler FC, Schmidt G, Kutschera J, Sauer E (1980) Oral wirksame Vasodilatatoren bei der chronischen therapieresistenten Herzinsuffizienz. Dtsch Med Wochenschr 105: 1379

Woitinas F, Begemann H (1981) Zur Fibrinolysetherapie beim Myokardinfarkt. Herz 6: 50

Wood PD, Haskell W, Klein H, Lewis S, Stern MP, Farquahr JW (1976) The distribution of plasma lipoproteine in middle-aged male runners. Metabolism 25: 1249

Zuckermann R (1959) Grundriß und Atlas der Elektrokardiographie, 3. Aufl. Thieme, Leipzig

17 Sachverzeichnis

Kliniktaschenbücher

G. G. Belz, M. Stauch: **Notfall EKG-Fibel.** Mit einem Beitrag von F. W. Ahnefeld. 2., überarbeitete Auflage. 1977. 43 Abbildungen. VIII, 96 Seiten. DM 22,–. ISBN 3-540-08395-2

G. Bodem: **Herzinsuffizienz.** Pathophysiologie-Klinische Symptomatologie – Therapie. 1980. 21 Abbildungen, 18 Tabellen. XI, 101 Seiten. DM 24,–. ISBN 3-540-09943-3

G. Friese, A. Völcker: **Leitfaden für den klinischen Assistenten.** 2., neubearbeitete Auflage. 1977. 27 Abbildungen, 7 Tabellen. IX, 170 Seiten. DM 24,–- ISBN 3-540-08128-3

F. Heinrich, K. Klink: **Lungenembolie.** 1981. 11 Abbildungen, 27 Tabellen. XI, 149 Seiten. DM 29,80. ISBN 3-540-10534-4

Herzrhythmusstörungen. Herausgeber: H. Hochrein. Mit Beiträgen von O. A. Beck, F. B. Everling, H.-U. Lehmann, E. Witt. 1980. 108 Abbildungen, 57 Tabellen. XV, 298 Seiten. DM 29,50. ISBN 3-540-08714-1

H. Mörl: **Der "stumme" Myokardinfarkt.** Mit einem Geleitwort von G. Schettler. 1975. 15 Abbildungen, 16 Tabellen. XIII, 113 Seiten. DM 22,–. ISBN 3-540-07318-3

H. Mörl: **Arterielle Verschlußkrankheit der Beine.** Geleitwort von G. Schettler. 1979. 38 Abbildungen, 12 Tabellen. XIII, 160 Seiten. DM 28,–. ISBN 3-540-09315-X

H. Rieckert: **Hypotonie.** Physiologie, Pathophysiologie und Therapie der orthostatischen Dysregulationen. 1979. 45 Abbildungen, 8 Tabellen. VIII, 131 Seiten. DM 25,–. ISBN 3-540-09626-4

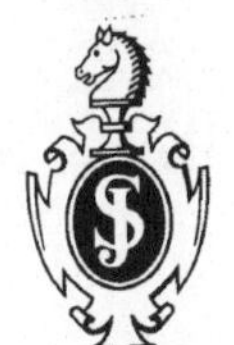

Springer-Verlag Berlin Heidelberg New York